Exposition Internationale de Bruxelles 1897

GUIDE MÉDICAL

A L'USAGE DES

EXPLORATEURS, COLONS, ETC.

RÉPONSE A LA QUESTION DE CONCOURS N° 453

Du groupe LIV de la XIV° section

PAR LE

Docteur A. QUENNEC

MÉDECIN DE 1ʳᵉ CLASSE DES COLONIES

HAVRE

Imprimerie du Journal LE HAVRE (L. MURER, imprimeur)

35, RUE FONTENELLE, 35

—

1897

Exposition Internationale de Bruxelles 1897

GUIDE MÉDICAL

A L'USAGE DES

EXPLORATEURS, COLONS, ETC.

RÉPONSE A LA QUESTION DE CONCOURS N° 453

Du groupe LIV de la XIVᵉ section

PAR LE

Docteur A. QUENNEC

MÉDECIN DE Iʳᵉ CLASSE DES COLONIES

HAVRE

Imprimerie du Journal LE HAVRE (L. MURER, imprimeur)

35, RUE FONTENELLE, 35

1897

INTRODUCTION

Le guide médical que nous offrons aujourd'hui au public s'intéressant aux questions coloniales est le résumé de notes prises dans les pays mêmes où nous avons vécu. Il est basé sur notre pratique journalière ; nous y avons condensé tout ce que nous avons cru bon pour en faire le vade mecum du Colon, de l'Explorateur et de l'Officier.

Nous avons divisé notre travail en quatre parties :

La première traite de l'hygiène. La deuxième, essentiellement médicale, contient des indications sur la conduite à tenir près d'un malade, des notions de pathologie et de thérapeutique générales, puis un résumé des symptômes et du traitement des principales maladies exotiques.

La troisième partie, établie sur le même plan, a trait aux maladies chirurgicales. La quatrième partie renferme des notions de pharmacie extemporanée et un petit formulaire de remèdes dont il est fait mention dans le cours de l'ouvrage.

Ce livre sera l'ami de ceux qui vivent loin des médecins et servira à soulager ceux qui souffrent, mais ce serait mal s'en servir que de le consulter quand on a auprès de soi un praticien.

Le Havre, le 10 Mars 1897.

Dr QUENNEC.

HYGIÈNE GÉNÉRALE

Du Colon.

Les individus ayant une tare héréditaire, les gens obèses à l'excès, les phtisiques, les cardiaques, ne doivent pas songer à venir habiter sous la zone torride.

Pour les autres, hommes ou femmes, ils doivent tous, autant que possible, avoir terminé leur croissance avant de faire route vers les régions de l'équateur. D'une manière générale, on peut dire que le degré de résistance de l'Européen, sous les climats chauds, croît avec l'âge.

A mesure qu'on s'éloigne de l'équateur vers les pôles, on peut négliger la donnée qui précède ; l'enfant de race européenne, en bas âge, qui n'est pas né sous l'équateur, pour bien vivre ne doit guère dépasser les tropiques. Cependant, là encore, il y aura lieu de tenir compte de la situation géographique des lieux, de la nature du sol, des vents régnants, des lignes isothermiques et de la situation sociale des intéressés.

Le cadre de ce travail ne nous permet pas d'entrer dans de plus longs détails à ce sujet ; nous conseillerons donc aux futurs colons de lire quelques ouvrages sur les colonies où ils désirent se rendre, de prendre en considération la vie qu'ils doivent y mener, pour savoir s'ils doivent oui ou non y emmener leurs enfants.

Nous dirons seulement ici à notre lecteur qu'il existe sous la zone torride deux ennemis implacables et perfides pour l'Européen : le soleil et la fièvre, ou mieux le paludisme qui est engendré par le sol.

A n'importe quel moment du jour ou de la nuit, au sein des occupations les plus diverses, il devra songer à se prémunir contre eux, et il arrivera à se soustraire aux morsures de ces ennemis ou atténuer à leurs blessures en suivant autant que possible les notions d'hygiène qui suivent.

Enfin, avant de s'engager dans une entreprise coloniale, tout individu désireux de s'expatrier devra se faire examiner par un médecin consciencieux qui lui dira si son état de santé lui permet de donner suite à ses projets.

Hygiène à bord.

Etant donné le confortable que le passager trouve sur nos grandes lignes de navigation, quelques recommandations suffiront pour faire la traversée dans de bonnes conditions.

Nous conseillerons tout d'abord de prendre une cabine du côté du bâtiment qui ne sera pas exposé au soleil de l'après-midi. Si vous êtes sujet au mal de mer demandez une cabine aussi près que possible du centre du bâtiment, point où les mouvements de roulis et de tangage ont leur minimum d'amplitude. Sous votre couchette, placez une malle plate contenant des vêtements d'Europe et du linge de corps, en quantité suffisante pour le nombre de jours que le bâtiment doit naviguer avant d'atteindre les tropiques. Dans la cale de prévoyance ayez une autre malle contenant du linge, des vêtements en toile blanche ou en flanelle légère pour le reste de la traversée ; ne placez pas votre casque dans une malle mais dans votre cabine dès le jour de l'embarquement. Pendant la première partie de la traversée une casquette de voyage est une bonne coiffure.

Quand on arrive sous les tropiques, il est bon de prendre des effets plus légers et surtout, aux heures chaudes, de ne plus s'aventurer sur le pont, même garni de tentes, sans porter le casque.

Contre le mal de mer, il y a peu de choses à faire. Portez des vêtements qui ne vous serrent pas dès le jour de l'embarquement, essayez de vous distraire en causant avec des personnes plus aptes que vous à naviguer, ne restez pas à l'arrière du bâtiment mais plutôt vers le milieu et peut-être que votre organisme s'habituera. Si, malgré ces précautions, vous vous sentez indisposé, prenez un peu de champagne frappé ; enfin, si le mal de mer s'empare de vous, n'ayez pas honte, vous ne serez pas le seul, descendez dans votre cabine, déshabillez-vous, couchez-vous et donnez libre cours aux vomissements, seulement faites-vous servir du champagne frappé et des pommes de terre en robe de chambre ; buvez l'un et mangez l'autre afin de ne pas, suivant l'expression consacrée, vomir à vide.

En général, le mal de mer ne dure que les premiers jours du voyage, souvent même quelques heures seulement. Les hommes et les femmes y sont également sujets, les enfants en bas âge en sont exempts.

Un autre inconvénient de la navigation consiste dans la constipation, avec ou sans hémorrhoïdes, dont sont souvent frappés les passagers ; l'usage de l'irrigateur est ici tout indiqué.

Quand vous serez sous les tropiques, évitez de dormir avec votre sabord ouvert, fermez au moins la persienne, ceci est assez difficile à obtenir des passagers ; aussi à ceux qui enfreindront cette recommandation, conseillerons-nous, tout au moins, de se couvrir le ventre avec une ceinture de flanelle.

Du débarquement.

Autant que possible, vous aurez fait retenir un logement à terre avant d'entreprendre votre voyage. Dans tous les cas, faites en sorte, le jour de l'arrivée, de ne quitter le paquebot que de bon matin ou vers l'heure du coucher du soleil.

Prenez votre casque, votre ombrelle, vêtissez-vous légèrement, quittez cols et manchettes, chaussez vos pieds de chaussures en cuir jaune, emportez vos objets de toilette, une légère ceinture de flanelle pour le soir et vous pourrez passer la nuit dans le local qu'un ami vous aura préparé. Si vous n'avez pas d'installation, que vous soyez tenu d'attendre vos bagages pour créer votre intérieur, le **mieux**, après avoir mis votre matériel en consigne, est de retourner passer la première nuit à bord, si cela est possible.

De l'habitation. — Généralités.

Si vous devez rester habiter le pays, vous aurez à vous préoccuper du choix d'une habitation ou à faire construire.

Nous ne vous recommanderons pas les maisons couvertes en chaumes ou en paillottes, ces matériaux fermentent très vite sous l'influence de la chaleur et de l'humidité ; bien que ce genre de couverture soit très frais, il est dangereux ; souvent on cherche le marais à ses pieds quand on l'a au-dessus de la tête.

Autant que possible votre maison sera à un ou deux étages, les chambres seront disposées sur une seule rangée et donneront sur deux faces fermées par de vastes portes-fenêtres sur une vérandah faisant le tour complet de l'habitation.

Les chambres posséderont un plafond en bois, double si possible, avec couche d'air intermédiaire, on veillera à laisser un large espace libre entre le plafond et la toiture. La couverture du bâtiment sera en zinc ondulé ou en tuiles ; quant à l'ensemble même de l'édifice il sera autant que possible en fer, chaux et briques, et les murailles auront une épaisseur d'au moins trente centimètres.

La vérandah sera établie de façon à mettre les appartements à l'abri du soleil, de 8 heures du matin jusqu'à 4 heures de l'après-midi ; vous la munirez de stores. La toiture de la vérandah sera également doublée en bois.

Plus votre maison sera haute d'étage, plus seront sains vos appartements ; le séjour au-dessus du sol étant très avantageux sous les régions équatoriales, vous disposerez du rez-de-chaussée de votre habitation soit comme boutique, soit comme logement pour votre personnel.

Dans ce mode de construction les cabinets de toilette peuvent très bien être placés aux quatre angles de la vérandah.

Cabinets d'aisances.

Les cabinets d'aisances seront installés au moins à une vingtaine de mètres de l'habitation, ils seront vastes ; un seul cabinet pour être confortable doit couvrir au moins un carré de 1^{m}5o de côté, les parois de ces cabinets peuvent être en bois mais à la condition d'être doubles. En établissant ces parois sous forme de persiennes on obtient une ventilation suffisante. Ces cabinets posséderont un plafond en bois et le toit débordera sur les parois latérales.

Le voisinage des fosses d'aisances est toujours dangereux, aussi le mieux est d'avoir une tinette en fer émaillé ou un vaste vase en terre vernissée, dite marseillaise, pour recueillir les matières ; ce vase sera porté tous les matins à la mer, si c'est possible, et lavé à grande eau, ou vidé dans un lieu éloigné de l'habitation et situé sous le vent de celle-ci. Il est toujours bon de verser une certaine quantité d'un liquide antiseptique dans ces lieux retirés : sulfate de fer ou chlorure de chaux. Le cresyljeyes, dont l'odeur rappelle celle du goudron, répond parfaitement à ce but.

Si c'est dans la brousse que vous faites vider vos tinettes, il est bon, de temps en temps, d'accumuler en cet endroit des broussailles et d'y mettre le feu pour détruire les matières.

Si nous avons tant insisté sur l'installation des cabinets d'aisances, c'est qu'en général on considère aux colonies ces endroits comme des lieux tout à fait négligeables, et on en fait de véritables boîtes à coups de chaleur ou palais à microbes.

Des cuisines.

Les cuisines seront disposées également à une certaine distance de l'habitation et du côté opposé aux cabinets d'aisance. Les locaux se composent en général de quatre murs percés d'une porte et couverts d'un toit en tôle ondulée ou même en fer blanc de boîtes à pétrole, par les interstices duquel la fumée s'échappe comme elle peut. Un mauvais fourneau en briques, et c'est tout.

Une pareille disposition est absolument défectueuse, et même dangereuse, surtout si une femme européenne doit y surveiller le personnel employé.

Les cuisines doivent être vastes, voûtées en briques, les murailles doivent être percées de fenêtres, le sol en sera dallé ou mieux cimenté et elles posséderont une vérandah circulaire, autant que possible semblable à celle de l'habitation ; la partie opposée à l'entrée pourra être utilisée comme bûcher, séchoir, etc. Nous laissons à notre cuisinier le choix du fourneau mais nous appellerons son attention sur les eaux grasses. Au lieu de les jeter auprès de la cuisine dans un trou perdu comme le font le plus souvent les cuisiniers indigènes et déterminer autour de l'habitation un terrain de culture pour les microbes, prenez vis-à-vis d'elles les mêmes précautions que pour les tinettes des latrines, faites-les recueillir dans une baille que vous viderez de même. Comme il est bon de toujours désinfecter les objets souillés et que les antiseptiques peuvent être une dépense onéreuse pour certaines gens, nous conseillons habituellement de verser dans les tinettes fraîchement lavées et dans les récipients à eaux grasses une certaine quantité d'eau bouillante avec laquelle on les rince et d'ajouter ensuite à cette eau quelques morceaux de charbons de bois qui absorberont les gaz délétères.

Magasins.

Entre les cabinets d'aisances et les cuisines vous pourrez établir vos magasins qui fermeront ainsi une cour intérieure que vous pourrez surveiller de votre vérandah.

Les magasins devront avoir des murailles épaisses en briques et être voûtés. Ils seront aérés et éclairés par de vastes portes garnies de grilles en fer supportant des panneaux en bois pour protéger l'intérieur contre la pluie et le vent. Le sol sera de terre battue ou cimenté et légèrement exhaussé au-dessus du sol extérieur.

Autour des magasins et de toutes les habitations vous aurez soin d'établir des rigoles avec une pente suffisante pour que l'eau de la pluie ne forme pas de mares.

Si vos magasins sont construits en bois avec couverture en tôle ondulée sans plafond, ne vous y aventurez pas sans avoir la tête couverte du casque et autant que possible ne séjournez pas dans ces lieux où on est souvent frappé de coups de chaleur ; d'ailleurs, dans ces magasins, les marchandises se conservent fort mal.

Ecuries.

Si vous avez des écuries pour chevaux ou mulets, faites les voûter et aérer au moyen de larges fenêtres à persiennes ; étendez une couche de ciment sur le sol auquel vous donnerez une pente suffisante pour que le purin puisse s'écouler par une rigole à l'extérieur de l'écurie et venir tomber dans une tinette que vous tiendrez couverte. La lymphangite qui décime les bêtes de somme sous l'équateur est presque toujours contractée dans les écuries malpropres, donc faites laver et désinfecter souvent vos écuries si vous voulez conserver vos bêtes.

Les écuries, les cabinets d'aisances, les poulaillers doivent être placés sous le vent de l'habitation.

De l'habitation proprement dite.

Ou doit-on de préférence établir sa maison d'habitation ?

L'expérience prouve que, de préférence, on doit habiter les lieux élevés, nous ne ferons d'exception que pour les lieux sablonneux voisins du bord de la mer qui sont encore préférables.

En règle générale, vous devrez éviter de construire sur les terrains où la nappe d'eau douce est proche du sol, sur les lieux qui sont exposés aux vents ayant passé sur les marécages ou des endroits malsains tels que les cimetières. Vous placerez loin également votre habitation des lieux où on pratique des travaux de terrassement.

Est-il nécessaire d'élever le rez-de-chaussée de sa maison d'habitation au-dessus du sol ?

Nous répondrons par l'affirmative, mais nous dirons aussi que c'est sur un terre-plein de 60 à 80 centimètres de hauteur et cimenté à la face supérieure qu'on doit construire. Nous avons vu et nous voyons encore tous les jours édifier des fermes Moisan sur des arceaux ayant à peu près cette hauteur ; or, si théoriquement ce procédé semble bon, pratiquement il ne vaut rien car à la longue l'eau creuse le terrain entre les piliers ; peu à peu les matières putrescibles s'y accumulent et en fin de compte créent un marais artificiel sous votre maison aux émanations duquel vous n'échappez pas. De plus, ces arches minuscules deviennent rapidement des repaires de vermines : rats, scorpions, serpents, dont le voisinage est tout au moins désagréable sinon dangereux.

Si vous ne voulez pas contruire de rez-de-chaussée proprement dit, mais sur arches, il faut donner à ces arches une hauteur suffisante pour qu'un homme puisse librement circuler dessous, nettoyer et entretenir le sol.

Comme type de ce genre d'habitation nous citerons les casernes de N. Dartout à Saint-Louis du Sénégal.

On construit également en bois le type d'habitation coloniale que nous venons de décrire. Si les murailles sont doubles avec couche d'air entre les deux plans, cette habitation est très agréable car le bois est mauvais conducteur de la chaleur mais il se détériore promptement sous l'influence du soleil, de la pluie et des insectes.

Nous avons aussi habité certaines maisons faites de plaques de carton pâte avec charpente en fer, d'autres formées de plaques de tôle avec remplissage des cloisons en bourre de coco, etc..... Ces maisons sont en général désignées sous le nom de maisons démontables. Nous les condamnons toutes, car elles donnent à l'Européen une fausse sécurité, d'abord à cause des matières fermentescibles qui entrent dans leur construction, ensuite parce qu'elles sont toutes construites sur arceaux peu élevés et en outre parce qu'elles possèdent des vérandahs trop étroites qui ne répondent à aucun besoin.

La ferme Moisan elle-même qui est si employée dans les pays chauds possède une vérandah beaucoup trop étroite pour répondre aux desiderata des colons et de l'hygiène.

Peinture. — Comment doit-on peindre sa maison ?

A l'extérieur le blanc et les couleurs claires sont recommandées. A l'intérieur la couleur vert-pomme est bonne, car elle aide puissamment à défatiguer la vue troublée par la réverbération du soleil.

Portes et fenêtres. — Comment doivent être fermées les issues de la maison d'habitation ?

Généralement on use de portes garnies de persiennes pour faciliter l'aération ; à l'intérieur on peut garnir ces persiennes de légers rideaux pour éviter les courants d'air un peu frais pendant la nuit.

Doit-on planter des arbres autour de la maison d'habitation ?

Si votre maison possède une bonne vérandah cette mesure est inutile. Car les arbres donnent beaucoup d'humidité et des moustiques ; mais vous ferez bien de planter des arbres à une certaine distance de votre maison du côté où elle pourrait être frappée par des vents ayant passé sur des marécages.

Gouttières. — La maison coloniale possède rarement de gouttières ; il serait pourtant à désirer qu'on lui en donne pour éviter les dégradations des eaux pluviales et l'imprégnation trop profonde du sous-sol.

Réservoir d'eau. — Il est bon d'avoir à proximité de la maison une prise d'eau ou un puits qu'on tiendra couvert, ou un réservoir en zinc, mais ces endroits demandent une surveillance constante, car ils deviennent rapidement des viviers à larves de moustiques.

Ces choses étant posées, il suffira au colon de savoir que plus sa maison sera haute d'étage, meilleures seront les conditions hygiéniques de son habitation.

De l'ameublement du confortable.

L'ameublement de la maison coloniale doit être simple. Donc peu ou pas d'objets inutiles ou encombrants. Dans la chambre à coucher un lit en fer dit américain ou un lit de Hong-Kong, une table de nuit, quelques chaises à fonds en bois pleins, pas d'armoires mais plutôt des étagères recouvertes d'un rideau de lustrine, des porte-manteaux, une petite table. Le lit aura une garniture composée d'une grande moustiquaire, d'un matelas en paille de maïs travaillée ou de varech, des oreillers garnis de balle de coton ou de crin, des draps et une légère couverture de laine ou de coton.

Dans la chambre à coucher il faut savoir se ménager beaucoup d'espace car la moustiquaire arrête la ventilation. Le lit sera également aussi large que possible : 2 mètres dans le sens de la largeur ne sont pas de trop, afin d'avoir un cube d'air aussi grand que possible sous la moustiquaire.

Le salon colonial est généralement meublé avec des meubles en rotin. Le piano est très recherché. Comme règle générale nous dirons que les objets genre bain de de mer, les meubles en bambou y trouvent une place qui leur sied.

La salle à manger ne présente rien de particulier à signaler; nous recommandons seulement à nos futurs colons de se munir de chaises à fonds de bois plein, ou, s'ils usent de chaises foncées en rotin, de les garnir d'une forte feuille de papier pour ne pas être incommodés par les moustiques.

Dans toutes les pièces de l'habitation coloniale, on dispose généralement une sorte de grand éventail nommé panka. Ce panka se compose d'une pièce d'étoffe rectangulaire, tendue dans sa grande largeur sur deux tringles, la supérieure est en bois et est reliée au plafond par des liens mobiles, l'inférieure est en fer.

Au moyen d'une corde attachée à la tringle supérieure et passant dans une poulie de renvoi un domestique imprime à ce panka un mouvement de va et vient et c'est ainsi que nos colons s'éventent pendant les heures chaudes, surtout pendant les repas.

Le cabinet de toilette demande à posséder un certain confortable : tub, baignoire ou douche, seau hygiénique y sont de rigueur ; le pauvre se contentera d'une demi-barrique pour ses ablutions.

En dehors de ces objets de première nécessité vous pouvez y apporter tout le luxe qui vous fera plaisir car les soins hygiéniques de propreté doivent être rigoureusement observés.

La seule précaution à prendre pour établir dans de bonnes conditions un cabinet de toilette est, au moyen de tuyaux en plomb ou en stylant un boy, de faire en sorte que l'humidité n'y séjourne pas, car ces endroits frais sont rapidement envahis par la vermine, scorpions, bêtes à mille pattes, etc.

Du vêtement.

Sous les climats torrides, on porte le plus souvent des vêtements en toile blanche ou cachou, de la flanelle bleue ou blanche pendant la saison des pluies ou quand on est tenu de sortir la nuit.

Sous le vêtement, un simple filet remplace la chemise. Le casque en liège recouvrant bien les tempes est la meilleure coiffure pour l'homme ; les femmes et les enfants porteront le casque en moëlle de sureau qui est plus léger. Il est prudent de porter le casque depuis le lever jusqu'au coucher du soleil, même quand on ne doit que traverser une cour de quelques mètres ; vous le garderez également dans les magasins et autres locaux couverts en zinc et ne possédant pas de plafonds ; sous les paillottes, qui laissent souvent passer un filet de lumière. On doit conserver le casque même quand le temps est couvert. La casquette bain de mer, en toute autre circonstance, est une coiffure commode.

Comme chaussures, on donnera la préférence aux souliers en cuir jaune et montants. Les caoutchoucs sont plus nuisibles qu'utiles.

A domicile, les hommes portent la mauresque et les femmes un grand sarreau lâchement noué ; même vêtement pour les enfants.

Le port de la ceinture de flanelle n'est pas nécessaire pendant les heures chaudes ; quand le soleil est tombé, une simple ceinture ventrière est à recommander, surtout si on garde des vêtements en toile.

En règle générale, les vêtements doivent être larges et ne pas gêner la circulation ; l'usage du corset est donc formellement interdit à la femme. Une légère ceinture de soie ou un tricot, pour soutenir les seins, peuvent être tolérés.

La nuit, il est bon de revêtir une chemise longue ou de garder la mauresque, afin de ne pas s'exposer à des refroidissements partiels, cause première des dysenteries, des congestions du foie. Ne gardez jamais sur vous des vêtements imprégnés de sueur.

Des aliments.

Nous conseillons une nourriture substantielle : bœuf, poisson, volaille, gibier, mais mitigée. On défend trop facilement l'usage des fruits à table. Nous regardons, au contraire, comme très hygiénique d'en consommer chaque jour une certaine quantité pour faciliter les garde-robes. Les fruits combattent d'ailleurs très avantageusement les effets des épices qu'on se trouve malheureusement forcé d'employer pour stimuler l'appétit, après un temps de séjour prolongé.

Certains fruits possèdent des propriétés médicinales très marquées. La papaye, par exemple, facilite la digestion, et il peut être utile de connaître que la papaye verte mise dans le potage en guise de navets, donne à ce mets une saveur agréable, et de plus contribue à rendre plus assimilables les principes nutritifs de la viande.

Nous recommanderons seulement à nos lecteurs de ne pas manger les fruits tombés et de toujours soigneusement laver ceux dont ils useront.

Sous les tropiques, il faut manger pour vivre, et non vivre pour manger, donc pas d'excès de table et surtout pas d'excès de boissons alcooliques.

Le bon vin coupé d'eau, la bière légère sont parfaitement de mise. Se soumettre au régime exclusif du thé ou du café est chose inutile.

La glace à table est très recommandable, mais on devra de préférence l'employer en quantité suffisante pour rafraîchir les boissons et non pour obtenir de l'eau à zéro.

Nous condamnons en général les apéritifs, non pas qu'un apéritif, absinthe, cock-tail, etc., pris une fois par hasard puisse faire beaucoup de mal, mais parce qu'on arrive progressivement à absorber des quantités d'alcool considérables et que cet usage prédispose aux congestions du foie.

L'eau de table se composera uniquement d'eau filtrée ou bouillie. Certains colons ont l'habitude de faire usage d'eau de Vichy et de prendre cette eau avec du vin ; c'est là un usage détestable, car les éléments actifs de cette eau sont ainsi décomposés et vous prenez ainsi chaque jour une dose de tartrate de soude qui aura pour effet de hâter l'anémie que vous voulez le plus souvent combattre.

Si vous tenez à lutter contre un commencement d'anémie, prenez, avant chaque repas, un verre d'eau d'Orezza non mélangée de vin ou bien un peu d'eau rouillée. Nous traiterons ce sujet en parlant de l'anémie.

Après chaque repas, un peu de café noir.

Les gens qui ont du dégoût pour la nourriture ne devront pas se forcer à manger de grandes quantités de nourriture à la fois, mais faire de petits repas pendant la journée.

N'invitez jamais à déjeuner une personne qui ne pourra pas rester chez vous faire la sieste ; ce serait l'exposer à contracter un coup de chaleur au moment de la sortie.

De la sieste.

Après le repas du matin, on a coutume, aux colonies, de prendre une heure de sommeil sur une chaise longue. En somme, c'est une mauvaise habitude ; il vaut mieux se remuer un peu pour faire la digestion. De plus, comme on transpire beaucoup pendant ce sommeil, on est tenté de prendre une douche au réveil, et ce désir est souvent mis à exécution dans des conditions excellentes pour contracter une congestion. (Voir hygiène de la toilette).

La sieste entrave en outre souvent le sommeil de la nuit et fait naître des désirs charnels extemporanés, toutes choses préjudiciables à la santé.

Hygiène du corps. — Toilette.

On doit se tenir le corps dans le plus grand état de propreté possible, de façon que les pores de la peau étant bien libres livrent une issue facile à la sueur.

Les grandes ablutions sont donc à recommander. La douche, le bain, le tub peuvent se disputer la préférence.

Voici notre opinion à ce sujet, opinion basée sur la pratique :

La douche n'est pas recommandée car, en dehors de la propriété de rafraîchir, la douche est un stimulant énergique. Il existe deux phases dans la douche ; une phase de congestion de tous les organes internes sous l'influence de l'ondée sanguine provenant des vaisseaux capillaires superficiels qui se contractent sous l'influence du froid ; puis une phase de réaction de ces mêmes capillaires qui se dilatent quand l'action du froid a cessé. Cette dernière phase se manifeste par un excès de chaleur à la peau'; or, comme à cette heure de la toilette on aime à sentir la fraîcheur, que fait-on ? on reprend une deuxième douche, etc.

L'organisme sous les tropiques n'a pas besoin de ces chocs répétés ; presque tous les malades que nous avons vu atteints de congestion du foie ou de la rate étaient des doucheurs.

Le bain présente à degré moindre le même inconvénient. Nous conseillerons donc le tub à la condition de faire les ablutions avec de l'eau légèrement dégourdie et non avec de l'eau ayant passé la nuit dehors pour être plus froide ; vous pourrez rester ainsi un peu mouillé et laisser sécher votre corps à l'air libre, sans avoir à éprouver la réaction si désagréable de la douche.

A quelle heure du jour peut-on se livrer à cette pratique ?

Nous dirons le matin, à l'heure chaude de la journée, pourvu que la digestion soit parfaitement achevée et enfin le soir, avant le coucher du soleil.

Vous aurez encore recours aux ablutions quand, après une exposition prolongée au soleil, votre corps sera couvert de sueur, mais dans ce cas vous devez plus que dans tous les autres, faire usage d'eau tiède et attendre la fraîcheur de l'évaporation lente de l'eau qui vous a mouillé le corps.

Des rapport sexuels.

Sous le climat des tropiques il est souvent difficile de commander aux sens génésiques, cependant il faut mettre un frein aux désirs immodérés car, outre les maladies fréquentes (syphilis, uréthrite) qui sont très communes chez les indigènes, le coit est un acte qui affaiblit l'homme.

Nous avons souvent noté des accès de fièvre à forme pernicieuse chez des hommes qui se livraient trop souvent aux plaisirs des sens et ces mêmes individus retrouver la santé le jour où ils ont eu la force de volonté suffisante pour dominer leur passion.

Hygiène du travail.

L'hygiène du travail varie un peu suivant les conditions sociales de l'individu.

En règle générale, on considère le travail manuel comme impraticable, pour l'européen, sous les tropiques. Cette idée est un peu exagérée. On doit dire ceci, c'est que l'européen ne doit pas s'adonner à un travail nécessitant un grand déploiement de forces, produisant par suite un excès de calorique chez l'individu.

Les professions de forgeron, de boulanger, par exemple, lui sont défendues ; mais nous avons vu souvent des charpentiers s'adonner, sous des hangars bien compris, à leur métier ; en se faisant aider par des indigènes pour toutes les manœuvres de force.

Les déboires qu'on a éprouvés, en employant des européens comme ouvriers d'art sous les tropiques, sont venus le plus souvent des mauvaises conditions hygiéniques dans lesquelles étaient installés les ateliers et de l'oubli de certains préceptes par l'ouvrier pendant la durée du travail ; c'est ainsi que trop souvent, par excès de zèle ou défaut de patience, on voit des zingueurs monter sur une toiture en plein soleil pour corriger le travail d'un indigène, etc...

Donc, si un maître d'exploitation veut conserver son personnel ouvrier européen, qu'il applique à ses ateliers les données que nous avons fournies pour l'habitation. En outre, pour les hommes qui ont des professions, s'exerçant en dehors de l'atelier et généralement en plein soleil, il nous semble qu'il serait bien facile de les préserver en les faisant travailler la nuit à la lueur des projecteurs électriques ou de torches brûlant des huiles lourdes de pétrole.

Il résulte de là, au point de vue économique, qu'on ne doit employer les européens que le moins possible et plutôt les employer comme contre-maîtres, surveillants, et les réserver pour les travaux délicats. Quant aux heures du travail, l'européen devra surtout travailler le matin et s'abstenir à partir de 10 heures jusqu'à 3 heures de l'après-midi.

Le colon agriculteur est encore plus exposé que l'artisan, car, outre l'action pernicieuse de la chaleur du soleil, il sera souvent exposé à supporter les émanations provenant de la terre fraîchement remuée qui engendrent la fièvre.

Pour se tenir dans les meilleures conditions d'hygiène possible, il devra faire ses tournées d'inspection le matin, à cheval autant que possible, et dès que la chaleur se fera sentir il se tiendra à une certaine distance du lieu de labour et ne restera pas immobile à son point d'observation.

Le jour qui précédera la tournée d'inspection des labours, il prendra le soir cinquante centigrammes de sulfate de quinine à titre préventif et il fera ainsi pendant toute la durée des travaux. Enfin il devra avoir deux habitations dont une au moins sera située soit au bord de la mer, soit sur une hauteur et distante de quelques kilomètres de son exploitation agricole. Il se rendra souvent à cette deuxième demeure qui lui servira de villa de plaisance car le changement d'air fréquent est un des meilleurs moyens de lutter contre le paludisme.

Tout individu appelé à fouiller le sol peut s'appliquer ce que nous disons pour le colon agriculteur.

Nous ne parlerons que peu du commerçant qui, en dehors des atteintes du soleil, n'aura guère à se prémunir que contre les décompositions organiques pouvant se produire dans ses magasins ou contre les émanations souvent morbifiques provenant des cuirs verts, etc. qui fermentent et dont les débris se mélangent au sol.

La propreté et l'usage des solutions antiseptiques est de rigueur partout où on dispose de matières animales.

De la vie chez soi.

Le colon marié se trouve dans de bien meilleures conditions d'existence que le célibataire pour résister au climat des tropiques, car, en dehors des atteintes physiques, le célibataire doit lutter contre le mal moral de l'isolement qui ne tarde pas à agir sur son être tout entier.

La perte d'appétit, d'énergie, d'intelligence ; l'abandon à la souffrance, tel est l'apanage de la nostalgie qui fait de vous une proie facile pour les maladies climatiques. Tout au contraire le colon qui soigne sa vie morale en cultivant dans la société de la famille les arts d'agrément, qui trouve près de lui un être pour partager ses joies et ses peines oublie facilement ce que sa vie peut avoir de défectueux: tout ce qu'il a abandonné en quittant l'Europe pour ne songer qu'au présent et y consacrer toutes ses forces vives.

Le besoin de la société se fait sentir partout ; aussi voiton des colons célibataires contracter des unions temporaires avec des femmes indigènes, unions souvent dangereuses et contre lesquelles il appartient à l'hygiéniste de prémunir ceux qui désirent s'expatrier. Pire encore est le concubinage avec une européenne, car, le plus souvent, ces rapprochements se terminent par des unions légitimes entre gens de conditions différentes.

Il est donc de l'intérêt de l'hygiène et des Etats de favoriser les colons mariés s'ils veulent voir leurs colonies prospérer, car l'homme ne vit et ne produit qu'à moitié là où il vit seul.

Des relations.

Nous conseillons beaucoup aux futurs colons de se créer le plus de relations possible dès l'arrivée dans la Colonie ; c'est le meilleur moyen de lutter contre le spleen, mais nous leur conseillons aussi d'abandonner un peu de l'étiquette européenne ; de ne pas être trop collets-montés pour recevoir des amis ou pour rendre des visites. La vie doit être large ; faites peu de frais de toilette et habillez-vous de belle humeur.

En général, ces réunions sous les verandahs donnent naissance à des parties de chasse, de pêche, etc. Nous ne saurions trop attirer l'attention du nouvel arrivant sur ce que ces parties ont de dangereux. Très souvent dans ces parties on s'expose un peu trop au soleil ou on recherche la fraîcheur de sites enchanteurs, palais de la fièvre et des accès pernicieux.

Nous sommes loin de condamner les promenades; il est même bon de prendre un peu d'exercice chaque jour, soit de bon matin, soit un peu avant le coucher du soleil, mais il faut être prudent même dans ses plaisirs.

Enfin, au point de vue de la bonne harmonie des relations, nous vous recommanderons d'être assez réservés au sujet des plaisanteries, jeux de mots, etc. Très souvent le climat rend le caractère ombrageux : en outre, les créoles métissés sont très susceptibles, car ils ont vécu la plus grande partie de leur existence en dehors du courant des choses et ne savent souvent pas apprécier certain dit ou fait à sa juste valeur.

Hygiène de la femme.

En dehors de l'état de grossesse, l'hygiène de la femme ne présente rien de spécial, quelquefois les époques menstruelles sont un peu troublées par l'anémie : mais, en général, l'usage du fer (eau ferrugineuse d'Orezza ou l'eau rouillée) joint à un bon régime, suffisent pour faire disparaître les perturbations, flux nul ou trop abondant.

Pendant la gestation, la femme évitera l'usage des mets trop épicés, elle veillera à la régularité de ses garde-robes et, autant que possible, à éviter les accès de fièvre paludéenne.

Si elle est fortement impaludée et sujette à des accès de fièvre fréquents, elle devra revenir en Europe pour faire ses couches. Si ses moyens ne le lui permettent pas, elle devra, avant que le terme ne soit proche, aller de préférence habiter les hauteurs et y faire ses couches.

Le paludisme est une cause fréquente d'avortement, mais il faut aussi noter que, par suite du genre de vie qu'elle mène, la femme y est bien moins sujette que l'homme.

La femme ne quittera les hauteurs qu'après ses rele-
vailles.

Pendant la grossesse, la femme continuera de pratiquer
ses ablutions, mais usera d'eau légèrement tiède.

Hygiène de l'enfant nouveau-né.

L'enfant nouveau-né sous les tropiques demande quelques petits soins spéciaux, principalement au point de vue
du vêtement et de la nourriture.

Après avoir fait la première toilette du bébé, il est inutile de l'emmailloter comme cela se pratique en Europe.

Une simple pièce de toile fine plus longue que l'enfant,
percée d'un trou en son milieu pour y passer la tête et
dont on rabat une moitié sur la poitrine et l'autre sur le
dos, le tout fixé par une petite ceinture, tel sera le premier
vêtement du bébé. Plus tard, on y joindra un petit pantalon formé d'un triangle dont les trois pointes se bouton-
nent au niveau du nombril.

On devra avoir soin de tenir l'enfant dans le plus grand
état de propreté possible, de lui donner souvent des bains
d'eau tiède légèrement boriquée.

Cette mesure a surtout pour but de combattre l'apparition des bourbouilles *(Lichen tropicus)*, plaques rouges
formées de petites vésicules remplies d'eau, de la grosseur
d'une tête d'épingle ; car ces lésions, qui sont bénignes par
elles-mêmes, deviennent le point de départ, quand elles
sont trop étendues, de troubles gastro-intestinaux, ôtent
le sommeil à l'enfant et l'empêchent de téter.

Sous les tropiques, la mère n'allaitera jamais son enfant ; elle aura toujours recours au biberon et usera soit
du lait des vaches du pays, soit du lait de conserve.

Si vous usez du lait des vaches du pays, vous le donnerez toujours bouilli et stérilisé au moyen d'un de ces appa-
reils connus sous le nom de stérilisateur « Baby ».

Il sera inutile d'y ajouter de l'eau, car, par lui-même, le
lait fourni par les animaux du pays est toujours très
aqueux ; on n'y mettra pas de sucre non plus, mais on y

ajoutera une demi-cuillerée à café d'eau de chaux par biberon, car ce lait est souvent un peu purgatif. Si vous usez de lait de conserve, donnez la préférence aux laits dits pasteurisés.

Nous empruntons au *Traité d'Accouchement* de M. le professeur Auvard les lignes qui suivent :

Les tétées devront être réglées de la façon suivante

Premier semestre :

Trois premiers mois { Le jour, une tétée toutes les 2 heures.
{ La nuit, » » 4 »

Trois mois suivants { Le jour, une tétée toutes les 3 heures.
{ La nuit » » 6 » ·

Deuxième semestre :

Le jour, une tétée toutes les 3 heures ; remplacer une ou deux tétées par une soupe.

La nuit, une seule tétée, qu'on peut même arriver à supprimer.

Troisième semestre :

Le jour, une tétée toutes les trois heures ; en remplacer deux à trois par des soupes ou des aliments (œufs).

Supprimer la tétée de la nuit.

Pendant les trois premiers mois, une tétée, pour être suffisante, doit être de 60 à 100 grammes de lait, et à partir du troisième, de 100 à 150 grammes.

L'enfant qui est suffisamment nourri et bien portant, augmente en moyenne :

De 25 grammes par jour pendant le 1er trimestre.
20 » » » 2e »
15 » » » 3e »
10 » » » 4e »

Le lait pasteurisé doit être coupé :

Avec 1/2 d'eau bouillie et filtrée le 1er mois.
» 1/3 » » 2e »
» 1/4 » » 3e »

Direction générale de l'allaitement.

Premier semestre : semestre lacté. — L'enfant ne doit prendre exclusivement que du lait.

Deuxième semestre : semestre féculant. — A l'alimentation lactée on ajoutera de la bouillie, des panades, arrow-root, sagou.

Troisième semestre. — On ajoutera des œufs, des potages gras.

Le sevrage devra avoir lieu vers dix-huit mois ; on devra choisir le moment où aucune éruption dentaire n'est en train de se produire.

Nous ne recommandons pas les nourrices indigènes car la syphilis est très commune chez ces femmes ; de plus elles ne possèdent pas, en dehors du lait, toutes les qualités requises pour faire de bonnes nourrices.

Pendant les heures de repos, l'enfant sera couché dans un berceau bien aéré et possédant une vaste moustiquaire. Il est inutile de couvrir l'enfant comme le voudraient certaines personnes. La nuit une petite couverture de flanelle lui suffira.

Quand l'enfant commencera à marcher, on pourra le laisser se rouler sur une natte à l'étage supérieur de la maison mais jamais sur le sol.

Hygiène du vieillard.

Nous n'en dirons qu'un mot, la maladie la plus à redouter chez les vieillards, c'est la pneumonie, autrement dit la fluxion de poitrine. Il veillera donc à ne pas se laisser saisir par le froid, à changer de vêtement quand il est en sueur et à éviter les courants d'air.

Hygiène des saisons.

Il est une pratique assez suivie sous les tropiques qui consiste à se purger à chaque saison et je dirai même presque à chaque changement de temps ; c'est une habitude déplorable qui n'a pour effet que d'augmenter l'anémie.

Si vous avez une selle chaque jour tenez vous pour satisfait, si vous êtes un peu constipé prenez un lavement salé ou mangez quelques fruits, mais de grâce abandonnez les médecines Leroy, l'huile de ricin, etc.

La véritable hygiène des saisons consiste à ne pas rester dans les endroits réputés malsains surtout au commencement et à la fin des saisons et à gagner pendant ces mois soit le bord de la mer (rivage sablonneux) soit les hauteurs.

Quand le soleil a desséché les marais ou quand la pluie a lavé le sol, rempli les mares et les rivières l'agent tellurique qui cause la fièvre est moins à redouter.

Hygiène de l'explorateur.

Nous avons parlé jusqu'ici surtout aux gens destinés à vivre dans un milieu toujours le même, il nous reste à parler à ceux qui doivent voyager dans l'intérieur du pays pour leur permettre de conjurer autant que possible les dangers auxquels les expose leur mission.

Sous les tropiques, on voyage généralement à dos de mulet, en pirogue ou en palanquin, exceptionnellement à pied.

Nous supposerons donc que notre explorateur est parti avec un matériel bien conditionné, qu'il emporte ses bagages dans des cantines chargées d'un poids maximum de 20 kilogs, qu'il possède une tente, une petite pharmacie, que ses cantines peuvent être facilement posées les unes sur les autres, qu'il possède un bon filtre pour l'eau et même un petit appareil à glace à ammoniaque ; enfin un lit ou mieux une toile de paillasse et une couverture matelassée.

Quand on est appelé à faire un voyage de longue durée il faut emporter le plus de confort possible.

De la marche.

Que l'on voyage à dos de mulet ou en palanquin on devra partir de grand matin vers 3 heures. La durée de la marche n'excèdera pas 6 heures. Donc, en partant à 3 heures du matin, on dressera le campement à 9 heures.

Si vous êtes appelé, par suite de circonstances particulières, à faire de plus longues étapes vous voyagerez de préférence la nuit. Pendant la marche vous ferez une pause d'environ dix minutes toutes les heures. Cette pause est nécessaire si vous tenez à conserver vos porteurs et votre monture. Pendant ce repos, donnez vous un peu de mouvement surtout si vous voyagez en palanquin.

Avant de se mettre en marche le matin, il est bon de faire un déjeuner assez abondant : viande froide et café. A l'heure des pauses vous éviterez de vous arrêter au pied même des grands arbres, tenez vous sous l'ombre projetée. Ne buvez pas l'eau des rivières pour vous désaltérer. Ayez sur vous une gourde semblable à celle de nos soldats, remplie de café noir léger (mazagran).

Au cas où vous auriez perdu votre filtre, agitez l'eau avec un peu d'alun pour la clarifier.

Enfin, comme il faut toujours prévoir les imprudences, si vous êtes trop altéré et que vous n'ayez pas le temps ou la patience de faire de l'eau bouillie, coupez l'eau avec quelques gouttes de rhum ou mieux encore avec du jus de citron.

Si la marche doit avoir lieu le jour et en plein soleil, comme à cheval le port de l'ombrelle est assez gênant, il sera utile que vous recouvriez votre casque d'un chapeau de gendarme en papier, vous pourrez également vous couvrir la colonne vertébrale et la poitrine avec un journal dans lequel vous aurez fait un trou pour passer la tête. Le papier est très mauvais conducteur de la chaleur et cet uniforme qui vous paraîtra un peu grotesque en lisant ces lignes vous paraîtra moins original qu'utile dans la pratique.

Pendant les heures qui précèdent le lever du soleil et pendant les marches de nuit, il est bon de porter une pélerine car la fraîcheur est toujours vive en ce moment.

Du gîte d'étape.

Le gîte d'étape est généralement le bord d'une rivière ou un village.

Si vous devez camper près d'une rivière établissez votre campement sur une petite éminence à deux ou trois cents mètres du cours d'eau.

Placez votre tente à l'ombre projetée par un arbre, l'ouverture tournée vers l'est et faites recouvrir la toile de feuillage ou mieux de chaume.

Pour monter votre lit, il suffira de placer quelques-unes de vos cantines les unes près des autres, voire même en faisant un double étage, de placer sur cette plate-forme votre toile de paillasse remplie d'herbes sèches et, par dessus, votre couverture matelassée, drap, moustiquaire, etc. ; vous aurez ainsi l'avantage d'avoir un lit facile à monter et à démonter, peu emcombrant, hygiénique et assez confortable.

En arrivant faites une toilette sommaire sous la tente, le soir vers les cinq heures vous pourrez en dehors de votre logis faire des ablutions plus complète ; ne vous laissez pas tenter par le plaisir du bain auquel se livreront vos porteurs.

La nuit vous aurez soin de vous couvrir le ventre avec une ceinture de flanelle, et si vous avez perdu ou dû abandonner votre tente, couvrez-vous la tête et les yeux avec un foulard afin d'éviter les ophtalmies dues au rayonnement nocturne.

Pendant les heures chaudes de la journée le voyageur devra rester le moins possible exposé au soleil.

Le premier inconvénient du voyage à dos de mulet ou en palanquin et de la vie des camps est la constipation accompagnée ou non de cephalalgie. Le meilleur moyen de lutter contre cet état de choses est de prendre tant que besoin sera un demi-lavement salé froid (sel de cuisine 1/2 cuillerée à soupe ; eau bouillie 1/2 litre) et si avec l'acte de la défécation le mal de tête ne disparaît pas, prenez un bain de pied très chaud dans lequel vous aurez mis une demi-poignée de sel marin.

Si vous êtes appelé à séjourner dans un village, choisissez de préférence une case un peu éloignée du centre, vaste, possédant deux portes d'entrée et dont la toiture ne laisse pas filtrer de rayons solaires.

Du voyage en pirogues.

Sur les cours d'eau on ne navigue guère que le jour, vous devrez donc vous faire établir un abri en paille dépassant les bords de la pirogue pour faciliter la circulation de l'air ; de plus, vous aurez soin de porter des lunettes fumées, dites lunettes de chemin de fer, pour vous garantir contre la réverbération du soleil.

De 11 heures du matin à 3 heures de l'après-midi vous ferez une pause pour permettre à vos hommes de se défatiguer et de préparer leur repas ; pour établir votre campement vous choisirez de préférence un banc de sable un peu boisé. Le soir vous pourrez faire une nouvelle étape et prendre terre sur un îlot de sable plutôt que sur la berge. Sur les rivières les nuits sont très fraîches, vous devrez donc vous couvrir en conséquence.

La pirogue cause souvent aussi de la constipation accompagnée de cephalalgie (pour le traitement voir plus plus haut).

De la quinine préventive.

L'explorateur doit-il faire un usage constant de la quinine à titre préventif ?

Moins que tout autre, l'explorateur est appelé à faire usage de ce médicament, car ainsi que nous l'avons dit plus haut le changement journalier de résidence est un des meileurs moyens d'échapper au paludisme. Nous ne lui conseillerons de prendre de quinine préventive que lorsqu'après renseignements pris sur la route qu'il a à parcourir, il doit traverser des forêts vierges contenant des matières en décomposition ou voyager sur ou le long d'un cours d'eau ou d'un lac dont les berges fraîchement inondées sont en voie de dessèchement. Dans ce cas il prendra 5o centigrammes de quinine avant d'arriver sur les terrains suspects. Si le voyage doit se prolonger long-temps dans ces conditions, au lieu de quinine il vaut mieux prendre chaque jour avant le déjeuner quatre grammes d'extrait de quinquina dans un peu de vin.

De l'acclimatement.

Pendant les premiers jours qui suivent celui du débarquement, le néo-arrivé est surexcité, l'appétit est excellent, l'instinct génésique est éveillé, l'esprit est prompt mais peu apte à supporter un travail soutenu, le sommeil est un peu agité.

Pendant cette période qui dure de un à trois mois, le voyageur ou le colon est dans un état physique et moral qui le dispose à commettre des imprudences. C'est à cette époque de réaction de l'organisme contre un milieu où il n'est pas habitué à vivre que le proverbe, *qui va piano va sano*, prend toute sa valeur.

Bientôt, en effet, vous devenez sujet à des troubles, des malaises, des maux de tête, puis le tout se termine par un bon embarras gastrique accompagné de fièvre et souvent de vomissements de bile. Ceux qui vous approcheront à cette heure vous diront, ce n'est rien, c'est la fièvre d'ac-climatement ; en réalité, voici ce qui se passe et quel est l'origine de cet embarras gastrique : en quittant l'Europe, vous avez emporté dans votre tube digestif une provision de microbes qui n'évoluaient pas tant que vous étiez dans votre pays d'origine, parce que vos organes étaient très sains et ne leur présentaient pas un lieu propre à leur développement, mais, pendant le premier trimestre que vous venez de passer sous les tropiques, vos organes ont changé de milieu ; ils ont eu à supporter le changement de nourriture, l'influence de la chaleur, à fournir des sécrétions plus abondantes, etc.; bref une partie des forces vives qu'ils pouvaient opposer à ces microbes ont été détournées vers un autre but et, dès lors, il leur ont présenté une résistance moindre. Voilà pourquoi vos microbes parasites ont évolué et donné naissance à la maladie. Ce premier embarras gastrique est le plus souvent bénin pour les personnes ayant terminé leur croissance ; par contre, pour les jeunes gens et les jeunes militaires engagés volontaires, etc., c'est le moment où ils contractent la fièvre typhoïde.

De ces données, il découle une conclusion simple, c'est que pour aller habiter les pays équatoriaux, il faut choisir pour époque d'arrivée sous cette zone, le moment où le climat se rapproche le plus du nôtre, c'est-à-dire la saison fraîche. A ce moment, la réaction de l'organisme sera aussi faible que possible.

Nous n'entrerons pas dans la discussion du problème de l'acclimatement des races ; la sélection et le croisement pouvant seul l'engendrer, mais nous dirons à notre colon que chacun peut contribuer pour sa part et avec profit à la solution de ce problème qui est l'œuvre du temps, en améliorant la situation économique du pays, en y transportant sa famille et par suite un lambeau de notre civilisation.

Du temps de séjour.

La durée du séjour variera suivant la condition sociale de l'individu, son bien-être intérieur, et enfin son état de santé.

Les premiers pionniers doivent être prudents et ne·pas s'obstiner à rester trop longtemps : attendre que la maladie vous rende incapable de travailler est une faute.

Sous les contrées équatoriales, un séjour de deux ans est un terme maximum, nous dirons que c'est là le terme économique.

Au Gabon, le gouvernement français ne laisse ses employés que dix-huit mois ; c'est-à-dire deux bonnes saisons et une mauvaise.

La résistance de l'Européen croît à mesure que la vie sociale s'organise et que le confort apparaît ; par suite, la durée du séjour augmentera, dans la même proportion.

L'histoire de la colonisation de Saïgon et de Hong-Kong présente des exemples irréfutables à l'appui de cette thèse, la maladie et le paludisme fuient devant la civilisation.

Nous conseillerons donc aux ouvriers de la première heure, de ne pas avoir de fausse honte, si, après un certain temps de séjour, ils voient leur santé péricliter, leurs forces diminuer, la fièvre les tourmenter sans relâche, leurs jambes enfler. Si la quinine, le changement d'air restent sans effet, qu'ils reviennent en Europe et surtout qu'ils n'attendent pas la dernière heure pour prendre une décision.

Conduite à tenir près d'un malade.

Nous avons parlé jusqu'ici de la marche à suivre pour conserver la santé ; nous allons causer maintenant de la conduite qu'on doit tenir vis à vis de ceux qui souffrent et de ce qu'il faut observer avant de donner un remède.

Tout colon ou explorateur doit posséder un ou deux thermomètres cliniques. Si donc vous êtes appelé près d'un malade vous commencerez tout d'abord par le déshabiller, le placer dans un lit à l'ombre et autant que possible dans une chambre élevée non exposée au vent des marais. Vous lui donnerez du linge blanc et sec. Immédiatement vous prendrez sa température, vous placerez pour cela la boule de votre thermomètre dans le creux d'une aisselle préalablement essuyée et vous attendrez un quart d'heure. Si l'instrument marque un chiffre supérieur à 38° le malade a de la fièvre, vous lui demanderez s'il a déjà pris de la quinine et quand ; s'il est sujet depuis quelque temps aux accès de fièvre ; comment ceux-ci apparaissent-ils ; si c'est tous les deux jours, toutes les semaines, tous les mois ; combien de temps durent-ils ?

Vous examinerez ensuite la langue du malade ; si elle est grise et chargée c'est qu'il y a de l'embarras gastrique ; si elle est sèche et rouge l'accès de fièvre sera violent ; si elle est noirâtre il faut redouter un état typhique ; si sur un fond noir apparaît une teinte verdâtre c'est de l'embarras gastrique bilieux ou une fièvre bilieuse plus grave. Dans l'accès de fièvre simple elle est d'un beau rouge ou très pâle.

Vous demanderez ensuite au malade s'il va bien à la selle, s'il a de la diarrhée, de quelles couleurs sont ses matières ; les selles vertes, jaunes ou noirâtres sont des selles bilieuses, les selles blanches décolorées dénotent unn retention de la bile ; les selles ressemblant à du blanc d'œuf avec des filets de sang annoncent la dysenterie ; une selle solide présentant sur la matière sortie la première un peu de mucosité blanchâtre mélangée de quelques gouttes de sang indique une inflammation du rectum.

Vous demanderez ensuite à votre malade s'il a uriné ; de quelle couleur sont ses urines, si elles sont abondantes ou non, s'il souffre pour uriner ?

Dans la fièvre simple les urines sont ou abondantes et très claires ou au contraire jaunâtres et tachent le vase.

Dans la fièvre bilieuse hémoglobinurique les urines deviennent couleur bitter et peu abondantes ; elles laissent un fort dépôt au fond des vases ; en outre une écume persistante les couvre ; le malade souffre presque toujours pour uriner et ne laisse tomber que quelques gouttes à la fois.

Vous garderez toujours les selles et les urines à part pour les montrer au médecin si vous pouvez en appeler un. Vous garderez encore les vomissements.

Si vous trouvez un malade qui n'a pas sa connaissance, mais qui présente des lèvres bleuâtres, un teint terreux et qui a de la fièvre, appliquez aussitôt le traitement de l'accès pernicieux et du coup de chaleur.

Vous examinerez ensuite le teint de votre malade, une couleur jaune uniformément répandue dénote l'ictère ; si le blanc de l'œil seul est jaune l'ictère est peu prononcé ; ceci indique un excès de bile dans le sang: Si les selles sont en outre décolorées c'est que cet excès vient d'un manque d'écoulement par l'intestin, d'une obstruction des canaux biliaires.

Vous noterez ensuite les saignements de nez ou les traces qu'ils ont pu laisser.

Le saignement de nez par la narine droite dénote un état de congestion du foie, par la gauche une congestion de la rate. Enfin un saignement de nez peu abondant par les deux narines et un visage congestionné indique l'insolation ou un état typhique.

Pour bien examiner un malade, il ne faut pas craindre de le découvrir.

Vous réunirez donc tous les signes que vous aurez nettement trouvés, et vous chercherez quelle est la maladie qui en présente le plus grand nombre.

En dehors de la fièvre, les autres maladies internes des Européens sont assez peu nombreuses, pour qu'avec les données qui suivent, on ne puisse, sinon guérir tous ses malades, du moins toujours les soulager.

En dehors de la médication, vous ferez en sorte de tenir vos malades dans le plus grand état de propreté possible. La maladie n'est pas un motif pour négliger les soins du corps ; tout au contraire, vous donnerez à votre client autant de linge qu'il lui en faudra. Vous éviterez à tout prix les refroidissements en le laissant dans des vêtements imbibés de sueur ou souillés. Profitez des moments de mieux pour vous livrer aux soins plus longs de la toilette ; servez-vous d'eau tiède et coupée de quelques gouttes d'eau de Cologne.

Les grandes lotions, qui fatigueraient le malade, ne sont pas nécessaires ; il faut les réserver à certains cas spéciaux dont nous parlerons plus loin.

Enfin, si on peut incriminer le lieu (voisinage de marais, terre remuée, etc.) où l'individu est tombé malade, d'être la cause première du mal, il sera bon de transporter le sujet dans une autre station, de préférence sur une hauteur. Ce sera là une des grandes ressources de l'explorateur.

Précautions à prendre en cas de maladies contagieuses.

Les personnes qui approchent les malades doivent également prendre certaines précautions et s'isoler avec leur malade, surtout si la personne qu'elles soignent est atteinte d'une maladie contagieuse.

Elles devront donc se laver fréquemment les mains, se nettoyer les ongles avec une brosse, de l'eau et du savon et se les rincer avec une solution de bichlorure de mercure à 1 gramme pour 1,000.

Elles se laveront fréquemment la bouche et le corps avec de l'eau boriquée. Elles n'emporteront jamais chez elles d'objets souillés par les vomissements, les selles, etc., et auront soin de toujours désinfecter ces matières en y versant une certaine quantité de la solution au bichlorure.

Toutes ces déjections seront détruites par le feu et non jetées dans les tinettes.

Pour nettoyer et balayer la chambre du malade, elles se serviront de chiffons trempés dans la solution de bichlorure et de sable mouillé avec ce liquide ; ces objets seront ensuite jetés au feu. Il ne faut jamais faire monter de poussière dans la chambre où sont traitées des maladies contagieuses.

Dans le formulaire vous trouverez quelques notions sur le moyen de désinfecter les locaux contaminés.

Quand une garde-malade quitte un contagieux, elle ne doit quitter sa chambre qu'après s'être lavée de la tête aux pieds à l'eau et au savon, et frottée avec la solution de bichlorure. Ses vêtements seront au moins blancs de lessive, et elle veillera à ce que les semelles de ses chaussures soient nettes, propres et aient été bien imprégnées de solution de bichlorure au 1/1000.

Les effets qu'elle aura portés chez le malade subiront une désinfection parfaite ou seront brûlés.

Sous les tropiques, comme on porte le plus souvent des objets de peu de valeur, l'incinération doit être considérée comme procédé de choix.

Nous ne répéterons pas ces données dans la suite ; nous indiquerons seulement les maladies contagieuses par une astérique.

NOTIONS

DE

Thérapeutique et de Pathologie générales

Maladies internes.

Avant d'entrer dans le détail des maladies internes des pays chauds et des moyens dont on dispose pour les combattre, nous devons faire savoir à notre lecteur que, pour la plupart, elles relèvent d'un agent microbien qui secrète une toxine ou poison animal que notre organisme doit éliminer sous peine de mort, et, quelques-unes, de produits normaux d'excrétion accumulées en excès. Nous éliminons ces toxines par la sueur, les selles, les urines.

La thérapeutique ou art de guérir consistera donc à favoriser par tous les moyens possibles la secrétion de la sueur, de l'urine et à faciliter les gardes-robes, puis à détruire le microbe au moyen de médicaments appropriés.

Si le médecin avait à traiter des malades dont l'organisme fut robuste, son rôle serait en général assez facile, mais aux colonies il en est rarement ainsi. Presque tous les malades sont en outre fortement anémiés, leurs organes affaiblis offrent une résistance beaucoup moindre à l'assaut que leur livrent les microbes ; ils sont devenus paresseux, se fatiguent vite et ne réagissent pas comme le feraient les organes d'un individu vivant dans le pays d'origine ; aussi, dans le travail, dans l'effort que leur demandera le médecin, ce dernier devra-t-il apporter beaucoup de douceur dans sa médication ; il devra bannir les médicaments énergiques, violents qui agissent brutalement un moment et laissent ensuite le malade dans un état de lassitude, de faiblesse, qui en fait une proie facile pour le mal.

Vous condamnerez donc les vomitifs violents, les purgatifs énergiques et vous aurez surtout en vue dans votre médication d'aider la nature et non de la contraindre et de soutenir les forces de votre malade.

Le plus souvent les maladies des pays chauds s'accompagnent d'un dégagement de chaleur considérable connu sous le nom de fièvre ; nous n'entrerons pas ici dans les discussions sur ce phénomène, nous dirons seulement à notre lecteur que, d'après les théories modernes, cet excès de chaleur vient de la combustion lente des toxines par l'organisme qui oxyde ces produits malfaisants pour les détruire.

La température du corps étant supérieure à ce moment à la température ambiante, il en résulte pour le malade une perte continue de calorique qui fait naître chez lui la sensation connue sous le nom de frisson.

Il existe donc un foyer de combustion. Ce foyer de combustion n'est pas limité ; il existe partout où l'oxygène apporté par le sang se trouve en contact avec les toxines, mais, de même que la chaleur d'un appartement, d'un foyer, est bienfaisante quand elle est tempérée, de même elle devient insupportable et peut causer des troubles quand elle est trop vive ; or il se passe un fait analogue pour les éléments du corps humain en contact avec le foyer d'oxydation des toxines.

Les cellules souffrent et subissent une sorte de coction ; il faut donc les protéger contre l'excès de calorique, sans éteindre le foyer qui est le moyen de défense de l'organisme.

Ceci posé il résulte que la conduite à tenir pendant la durée de ces phénomènes caloriques consistera à soutirer de la chaleur à l'organisme et à faciliter la sortie des produits comburés.

Quels sont les moyens dont nous disposons pour répondre aux données générales qui précèdent ?

Pour soutirer de la chaleur et faciliter la sortie des toxines oxydées nous avons trois grands moyens : l'hydrothérapie soit interne soit externe, le froid, les purgatifs.

Pour faciliter l'élimination des toxines et soutirer de la chaleur vous donnerez avec abondance des boissons glacées ou, aussi froides que possible, de la limonade citrique glacée, par exemple, ou tout autre boisson acidulée, tisane de tamarin, orangeade, etc.; si le malade ne peut pas boire par suite des vomissements, vous essaierez d'abord de calmer l'estomac au moyen de petits morceaux de glace ou en donnant une potion Rivière, puis vous renouvellerez votre tentative. En cas d'échec usez de la voie rectale, vous ferez prendre toutes les deux heures à votre malade un grand lavement froid salé (eau bouillie 1 litre, sel de cuisine 2 cuillerées à café).

Ces grands lavements sont en partie absorbés et prennent en s'échauffant à l'intérieur du corps une partie de la chaleur en excès. Vous devrez répéter souvent cette manœuvre surtout dans les cas d'accès pernicieux (de 20 en 20 minutes). Ils ont en outre l'avantage de provoquer avec des selles une débâcle biliaire qui est à rechercher.

Les purgatifs aident aussi puissamment à chasser les microbes et les toxines, mais ils n'agissent pas tous de la même façon : les résines, le calomel agissent en déterminant une contraction de l'intestin, en faisant naître des coliques; les autres dits salins, citrate de magnésie, sulfate de soude et de magnésie déterminent simplement un flux de ventre, c'est à ces derniers que vous devrez surtout recourir, sauf dans certains cas spéciaux dont nous parlerons en traitant des maladies.

Enfin, si vous constatez que, malgré tous ces moyens, aucune amélioration ne se produit chez votre malade, que votre thermomètre indique toujours chez lui une haute température bien que son pouls faiblit et tend à remonter vers le coude, bien que les battements de l'artère soient toujours nombreux, ne perdez pas espoir, faites lui une injection de caféine qui soutiendra le cœur et lui permettra d'exercer un peu plus de pression sur les filtres de l'organisme.

Au moyen précédent, joignez de grandes lotions froides sur le corps au moyen d'une éponge imbibée d'eau coupée de vinaigre, consultez votre thermomètre, consultez le pouls ; si le thermomètre ne baisse pas, si le pouls ne reprend pas de sa force, faites une nouvelle injection de caféine, et si vous ne réussissez pas à sauver votre malade, du moins vous pourrez vous dire que vous avez fait tout ce qu'il était humainement possible de faire.

Donc trois grands agents médicinaux pour diminuer les toxines et soutirer de la chaleur : les purgatifs, les boissons et le froid.

Quand à la troisième indication thérapeutique à remplir, combattre l'agent, le microbe, celle-ci ne peut être suivie qu'en usant d'agents spéciaux : Deux méritent d'être mentionnés d'une façon particulière, la quinine et le chloroforme ; la quinine contre le paludisme et le chloroforme, sous forme d'eau chloroformée, contre les autres maladies où le microbe a été découvert ou est soupçonné.

Ceci nous conduit directement à parler de la quinine et du paludisme.

Du paludisme.

L'intoxication paludéenne est due à la présence dans le sang d'un organisme de l'ordre des Amebiens. Cet être microscopique découvert par Laveran, est constitué par une petite masse de protoplasma.

A certaines époques, ces petites sphères gélatineuses éclatent et laissent échapper des êtres filiformes (*flagellum*).

C'estun mode de reproduction déjà constaté chez des êtres de même ordre. Il est facile de voir ces flagellums quand on examine au microscope le sang d'un fébricitant au moment où il est en proie à un accès ; ce symptôme morbide paraît du reste être la conséquence de la naissance des flagellums, l'organisme brûlant à ce moment les toxines provenant de la cellule mère.

La terre humide, l'eau, les matières organiques en décomposition paraissent être le séjour habituel de ce microbe ; c'est en absorbant de l'eau contaminée ou même en respirant les émanations provenant de ces milieux que le microbe pénètre dans notre organisme.

La quinine et les amers arrêtent l'évolution du microbe dans notre économie, mais paraissent être impuissants contre les effets de la toxine secrétée. L'antipyrine, au contraire, paraît neutraliser cette matière ; les oxydants, tels que l'arsenic et le benzoate de soute détruisent cette matière mais lentement.

L'action constante de ce microbe chez l'homme détermine chez lui une cachexie spéciale, désignée sous le nom de cachexie palustre ; cette cachexie est caractérisée par un état de faiblesse généralisée des organes qui les rend capables de devenir la proie d'autres microbes et cause en même temps un ralentissement général de la nutrition des éléments cellulaires qui manifestent souvent par le symptôme, douleur, l'état dans lequel ils se trouvent.

Le paludisme a mérité le nom de Protée, car si, *a priori*, l'accès de fièvre en est le premier symptôme, à une certaine période ce sont des troubles bien différents auquel il peut donner naissance, par exemple : des névralgies, névralgies faciales, douleurs fulgurantes analogues à celles ataxiques, etc., ou bien un organe se trouve seul atteint, otite, orchite paludéenne, etc.

Vous ne devrez donc jamais perdre de vue cet agent dont le praticien retrouvera toujours la trace dans la plupart des maladies exotiques.

Disons maintenant un mot de la quinine.

Du sulfate de quinine.

Le sulfate de quinine n'est pas, comme le pensent beaucoup de gens, un médicament anodin ; en dehors de son action spéciale sur le microbe du paludisme, le sulfate de quinine a une action manifeste sur le cœur ; cette action se produit lentement mais fatalement chez les gens qui en font usage ; à dose faible, très faible, les battements sont accélérés ; à dose plus élevée ou en injection hypodermique, les contractions cardiaques faiblissent.

Les injections sous cutanées de sulfate de quinine, répétées, dans l'accès pernicieux et chez l'individu cachectique, sont de fausses manœuvres. La caféine, surtout, doit être employée pendant la durée de l'accès.

Le lecteur étant mis en garde contre les dangers de la quinine, voyons comment il convient de l'employer :

Nous donnons la préférence au procédé qui consiste à administrer la quinine au moins six heures avant l'heure présumée de l'accès de fièvre. Donnée en solution, la quinine est plus active et plus sûrement absorbée, mais on ne doit pas forcer le malade à suivre cette méthode pour ne pas lui faire prendre en dégoût un médicament dont il ne saurait se passer ; on peut donc la donner en cachet, mais en ayant soin de faire boire, aussitôt après, un verre de limonade citrique ou tartrique pour que la solution se forme dans l'estomac.

Enfin, chez certains névrosés, qui rejettent le médicament administré dans les conditions qui précèdent, on aura recours aux injections sous-cutanées.

On aura encore recours à l'injection sous-cutanée de quinine, quand il sera urgent d'obtenir que le médicament agisse dans un délai de moins de trois heures, par exemple, chez un individu qui, n'ayant pas pris de quinine, s'est déjà trouvé atteint d'accès de fièvre violent et est sur le point de contracter un nouvel accès ; mais au cours même de l'accès, il faut s'abstenir ; la quinine administrée dans ces conditions n'aurait aucune action bienfaisante sur l'accès présent, elle n'agirait que sur l'accès futur et sur le cœur. On doit également se garder d'administrer de la quinine à forte dose aux gens profondément impaludés et aux cachectiques qui présentent de l'œdème (gonflement) des jambes, de la face. Les médicaments qui agissent le mieux chez ces individus sont l'arsenic et le benzoate de soude, médicaments oxydants qui aident l'organisme à brûler les toxines sans lui demander un surcroit de travail. Nous avons pu constater, à maintes reprises, de la myocardite atrophique chez des cachectiques ; cette lésion est surtout fréquente chez les hommes trop jeunes envoyés aux colonies et suffit à expliquer la tendance à la syncope, et les cas de mort par syncope cardiaque, qui suivent souvent l'ingestion d'une forte quantité de quinine.

Nous tenons d'autre part à mettre nos lecteurs en garde contre les abus que font certaines personnes de ce médicament, pensant que plus la dose ingérée sera grande plus énergique sera l'effet du médicament ?

C'est une erreur qui peut être fort préjudiciable à l'individu. La dose de quinine ne doit être augmentée que progressivement et lentement pendant un séjour de trois années consécutives : tenez vous à 1 gr., 1 gr. 25, 1 gr. 50.

Comment doit-on faire une injection de quinine ?

L'opération dans les pays chauds doit être conduite avec toutes les précautions voulues :

1° L'opérateur s'assurera que la solution médicamenteuse est parfaitement limpide ; que la bouteille qui la contient est bien bouchée ; que le capuchon de caoutchouc qui recouvre le bouchon est intact ;

2° Il prendra sa seringue de Pravatz, s'assurera que le piston joue bien ; il prendra une aiguille bien aiguë, s'assurera qu'elle ne contient pas de poussière en y passant un fil d'argent. Il déposera ces deux objets dans un vase rempli d'eau et les fera bouillir ;

3° Après s'être lavé les mains avec de l'eau et du savon, curé les ongles et frictionné avec de la liqueur de Van

Sweten, il procédera à la toilette de la partie où il doit faire l'injection en employant les mêmes agents ;

4° Il choisira comme lieu d'élection la peau du ventre à trois ou quatre travers de doigt au-dessous ou au-dessus de la ceinture et en dehors de la ligne médiane ;

5° Les mains ayant été repassées dans le Van Sweten, il débouche le flacon où se trouve le médicament, en ayant bien soin de veiller à ce qu'aucune poussière n'y pénètre, et il charge la seringue de Pravatz ;

6° L'opérateur saisit entre le pouce et l'index gauche et soulève la portion de la paroi abdominale qui a été aseptisée ;

7° De la main droite il enfonce obliquement à la base du cône charnu, l'aiguille de la seringue de Pravatz. Une fois la peau traversée il ne doit sentir aucune résistance.

L'opérateur attend une seconde et s'il ne paraît pas de gouttelettes de sang à la lumière de l'aiguille il y adapte la seringue et pousse doucement l'injection. Si une goutte de sang vient à perler il doit piquer dans un autre endroit car il a lésé un petit vaisseau ;

8° L'injection faite l'opérateur retire en même temps l'aiguille et la seringue ;

9° Il est bon de recouvrir d'un peu de collodion antiseptique le point de la piqûre afin que cette petite ouverture ne serve pas de porte d'entrée à des microbes.

De la quinine préventive.

Que faut-il penser de la quinine préventive ?

Nous pensons être dans le vrai absolu en écrivant ce qui suit :

Certains médecins ont préconisé de donner chaque jour une dose de quinine variant de 20 à 50 centigrammes aux personnes exposées à contracter la malaria.

Nous avons observé des troupes suivant cette prescription, nous en avons observé d'autres ne la suivant pas ; le résultat final a été que les deux troupes ont eu également à subir les atteintes de la malaria.

Mais nous avons pu également constater que l'administration de la quinine préventive à certains moments peut être utile et atténuer dans une certaine mesure les effets du paludisme. C'est ainsi que deux compagnies d'infanterie de marine du corps d'occupation de Majunga (Expédition de Madagascar 1895) purent s'occuper de travaux de terrassement sans que nous ayons eu à constater un seul accès pernicieux, mais uniquement des accès à forme commune. Chaque homme employé à ces travaux recevait chaque jour 40 centigrammes de sulfate de quinine qu'il prenait en présence d'un officier.

En résumé, la quinine préventive doit être prise, quand dans les 12 heures qui suivent son ingestion, on doit être placé dans des conditions particulières de receptivité : travaux de terrassemement, voyages sous bois ou dans des marécages.

On aidera puissamment l'action du médicament, si on fait usage comme nous l'avons écrit plus haut de boissons fraîches acidulées et des purgatifs salins administrés par la voie stomacale ou sous forme de lavement.

On nous fera peut être observer que chaque jour l'explorateur, le militaire, sera exposé à passer dans des lieux où la malaria sévit avec violence et que, par suite, chaque jour il devra prendre la quinine préventive.

A cela nous répondrons que l'expérience nous a prouvé, ainsi qu'à beaucoup de nos collègues habitués à vivre sous les tropiques, que le changement journalier de résidence est peut être le meilleur moyen de ne pas contracter la malaria, l'impression de l'agent malarien est sans doute trop éphémère pour que la maladie puisse se développer illico. Dans les différentes colonnes du Soudan français, les médecins des colonies ont toujours mentionné dans leurs rapports que ce n'était pas pendant la marche que la malaria faisait des victimes mais plutôt lorsqu'après plusieurs jours ou semaines de voyage les troupes se cantonnaient dans un village.

Cette pseudo-immunité temporaire du voyageur vient surtout de ce que l'élimination se fait mieux chez l'homme qui mène une vie un peu active que pendant la période du repos complet. Aussi conseillons-nous la veille du jour où doit se terminer une route un peu longue l'usage de la quinine et un léger purgatif.

A côté du paludisme nous trouvons encore sous les tropiques une série de maladies dues à un empoisonnement de l'organisme par des agents microbiens ; fièvre typhoïde, fièvre typhomalarienne, fièvre jaune, fièvre bilieuse hémoglobinurique.

Nous ne ferons pas ici la description détaillée de ces maladies, elles seront analysées plus loin. Le traitement général seul doit trouver place ici. Jusqu'à ces temps derniers beaucoup de ces maladies avaient été considérées sous les tropiques comme des formes du paludisme ; en réalité elles forment autant de maladies distinctes, mais comme elles évoluent le plus souvent sur des sujets impaludés, il arrive parfois que certaines manifestations malariennes dominent la scène et jettent le trouble dans l'esprit du médecin.

La fièvre typhoïde évolue sous les tropiques comme en Europe et mérite le même traitement. Nos collègues ont en outre nettement démontré *(Archives de Médecine navale et coloniale)* que dans nombre de cas le germe de la maladie n'est pas pris dans les colonies mais que le sujet apporte avec lui une certaine provision de bacilles qui n'évoluent pas en Europe parce que ses éléments anatomiques offrent une résistance suffisante, mais qui évoluent, se multiplient, en un mot déterminent la maladie lorsque l'anémie, les fatigues, le paludisme ont mis ces mêmes éléments anatomiques en état de résistance moindre.

Toutes les maladies précitées ne sont pas comparables entre elles, mais elles présentent toutes ce point commun de dépendre d'un microbe autre que le microbe de Laveran.

La fièvre bilieuse hémoglobinurique qui était considérée comme une manifestation du paludisme des plus redoutables, forme une maladie spéciale. Nous avons démontré dans un rapport officiel, publié dans les *Archives de Médecine navale et coloniale*, sa parfaite curabilité par l'eau chloroformée et sans quinine, et notre collègue M. le Docteur Yersin, quelque temps après, venait dans un autre rapport contrôler nos prévisions et justifier notre médication en démontrant que cette maladie était due à un microbe spécial analogue au coli-baccille.

Nous avons, en outre, démontré que cette maladie formait une entité morbide différente des maladies typhiques franches, car une première atteinte loin de conférer l'immunité comme le fait la fièvre jaune, par exemple, est au contraire le gage assuré que le sujet aura à subir des récidives.

Comment traiter ces maladies ? Nous l'avons déjà dit en tête de ce chapitre : Faciliter la sortie des toxines, boissons, purgatifs salins. Tuer le microbe. Pour les cas présents nous donnons la préférence sur tous les antiseptiques connus à l'eau chloroformée. Nous donnons la préférence à ce médicament :

1º Parce que le chloroforme est l'antiseptique diffusible par excellence, que son action ne se borne pas à tel ou tel organe mais qu'étant également répandu dans le sang il pénètre partout et donne la mort au microbe, partout où il se trouve ;

2º A cause de son action bienfaisante sur le foie dont il augmente et facilite la secrétion de la bile. C'est en effet par la bile que l'organisme élimine les déchets provenant de la mort des globules du sang. Or, la matière colorante de la bile, qui provient de la matière colorante du sang, est un poison pour l'homme, un poison du cœur qu'elle stupéfie lorsqu'elle s'accumule dans le sang.

Quand vous serez sous les tropiques vous comprendrez mieux l'importance de ces lignes en voyant combien sont fréquentes ces accumulations de matières colorantes de la bile dans l'organisme, ces ictères, ces jaunisses et le rôle important qu'elles jouent dans certaines maladies, la fièvre jaune, la fièvre bilieuse, hémoglobinurique, etc.

Maintenant que nous avons dit : Comment on soutire du calorique par le froid, comment on aide l'élimination des toxines par les liquides et les purgatifs, comment on tue les microbes par la quinine et le chloroforme, nous allons vous entretenir d'un dernier point : comment on doit nourrir son malade ?

Donner à son client un aliment qui soit en même temps un remède, peut paraître chimérique, cependant cet aliment existe, c'est le lait, et, après ce que nous avons dit plus haut, il vous est facile de comprendre comment le lait remplit ce double but.

Le lait agit d'abord comme liquide, puis comme aliment facilement assimilable, enfin on peut le donner glacé pour soutirer de la chaleur, tenant en suspension des substances médicamenteuses plus actives, l'eau chloroformée par exemple.

Comment et quelle quantité de lait faut-il donner aux malades ?

Vous donnerez toujours le lait froid mais bouilli et vous vous baserez pour la quantité à donner sur l'état de tolérance de l'estomac. Là, il existe une question de tact que l'expérience peut seule faire acquérir, mais, dans tous les cas, débutez, si le malade a présenté des vomissements incoercibles, par des doses très faibles, vous le couperez d'eau de Vichy ou d'eau de seltz glacée, vous donnerez par exemple une cuillerée à bouche de lait dans un 1/2 verre d'eau de Vichy et vous n'offrirez le liquide au patient, que par petites portions. Au lait coupé vous substituerez peu à peu le lait pur et vous arriverez ainsi à établir un régime lacté complet, c'est-à-dire trois ou quatre litres par jour.

Comme les malades se dégoûtent assez vite du lait, et même quelquefois l'ont en horreur, il est bon, dès que l'estomac peut tolérer les liquides, de donner en même temps aux malades un autre aliment qui est un médicament ; nous voulons parler de l'infusion de café noir.

Le café noir stimule le malade, et de plus, c'est un excellent tonique du cœur ; vous aiderez donc à l'élimination des toxines tout en nourrissant votre malade.

Nous recommandons donc d'une façon toute particulière ce mode d'alimentation, car c'est le seul qui soit toléré, surtout après les maladies comme la fièvre bilieuse hémoglobinurique qui sont accompagnées de vomissements bilieux incoercibles.

Ne vous étonnez pas, ami lecteur, si vous voyez un jour un camarade de route rester un laps de temps considérable sans prendre de nourriture, même de nourriture liquide ; ne prenez inquiétude que dans les cas où la faiblesse serait telle, qu'elle constituerait à elle seule un danger de mort. Dans ces conditions, si la voie gastrique vous est fermée par les vomissements, usez de la voie rectale. Donnez des lavements de café noir à votre malade, un demi-verre à pied de café noir froid. Renouvelez ces injections, si la faiblesse est toujours la même, quatre fois par jour : le matin, à midi, le soir et à minuit ; mais si vous constatez du mieux, diminuez-en le nombre en commençant par celle de la nuit, puis du soir.

Lorsque le régime lacté est bien établi, que le café noir est supporté, vous donnerez des œufs peu cuits d'abord, puis des crèmes, et enfin des purées de légumes peu épaisses, purée de lentilles par exemple. La viande grillée ou les viandes blanches viendront ensuite. Les graisses et les légumes en sauce ne seront donnés qu'en dernier lieu. Dès que la viande est tolérée, le malade peut se permettre de prendre un peu de champagne frappé ; mais, dans tous les cas, qu'il se garde bien d'absorber des vins généreux : madère, malaga, vin de quinquina. Ce n'est que lorsque la convalescence sera très avancée que le malade pourra se permettre ce luxe. Nous avons toujours noté que ces boissons étaient très mal supportées, même longtemps après la maladie, par les gens venant de subir une affection gastro-intestinale et les anémiés.

Le vin de quinquina a détraqué plus d'estomacs sous les tropiques qu'il n'a guéri d'anémiés.

Quant à l'usage des eaux minérales, voyez ce que nous en disons en traitant de l'hygiène de la table.

Nous terminerons ce chapitre en donnant à notre lecteur un moyen pratique de connaître à quel point de la convalescence est rendu son malade. Si votre malade est fumeur et demande à fumer, c'est signe d'amélioration. Si, après avoir aspiré un peu de fumée de tabac, il ne donne pas cours complet à son désir et trouve au tabac un mauvais goût, c'est que le tube gastrique n'est pas encore en bon état. Si le malade trouve au tabac un goût franc et qu'il se donne libre cours à sa passion, c'est que le tube gastrique est redevenu entièrement sain. Notez, ami lecteur, que la langue qui goûte la saveur de la fumée est le miroir dans lequel le médecin lit l'état du tube digestif.

MALADIES SPÉCIALES

Maux de tête.

Le traitement du mal de tête varie avec sa cause ; si le mal relève d'une des causes suivantes : exposition prolongée au soleil, constipation, travail assidu, vous ordonnerez :

> Antipyrine, 1 gramme ;
> Lavement salé froid ;
> Bain de pied chaud et salé ;
> Boissons acides glacées ;
> Repos à l'ombre.

Si votre sujet est très anémié ou en puissance de maladie, contentez-vous de poser sur son front des compresses glacées et de faire suivre le traitement approprié à l'état général.

Angines.

Les angines ou maux de gorges sont assez fréquentes aux colonies. Dans les cas non accompagnés de fièvre et d'embarras gastrique, vous vous tiendrez le cou au chaud et vous vous gargariserez fréquemment avec le liquide suivant :

Laudanum.........	XX gouttes.
Acide borique......	25 grammes.
Eau.............. 1000	»

Si la déglutition devient très difficile, que la fièvre atteint 40°, c'est qu'il se forme un abcès de l'amygdale.

Examinez la gorge de votre malade, et au point le plus rouge et le plus saillant, avec un bistouri bien aseptisé et entouré de linge, faites une petite incision d'un millimètre de profondeur. (Pour faire cette petite incision, il est urgent que le malade ne bouge pas, car la carotide est proche).

Si vous n'avez pas assez de confiance en vous, donnez à votre malade 1 gr. 50 de poudre d'ipéca et faites-lui prendre de l'eau tiède, l'abcès crévera pendant les efforts du vomissement. En cas d'échec, recommencez le lendemain et continuez le gargarisme jusqu'à complète guérison.

Anémie.

Le premier symptôme de l'anémie est l'apparition des pâles couleurs ; le rouge des paupières, des lèvres et des gencives fait place à une teinte pâle. Des maux de tête surviennent, puis des saignements de nez, enfin l'appétit disparaît.

Pendant cette période vous aurez surtout recours au fer ; vous donnerez tous les jours à votre malade la potion suivante à prendre en deux fois :

Moitié le matin, (Perchlorure de fer...	V gouttes.
moitié le soir) Eau...............	150 grammes.

Vous veillerez à lui faire prendre ses repas régulièrement ; ne le forcez pas à manger, qu'il fasse plusieurs collations par jour.

Avant le repas il pourra chiquer la noix de Kola ou se faire lancer, avec un irrigateur, une douche d'eau salée très chaude sur le creux de l'estomac. Eau ferrée ; eau d'Orezza, si le perchlorure n'est pas supporté. Régime tonique. En cas de diarrhée, donnez une potion au salicylate de bismuth ou 100 grammes d'eau de chaux dans du lait.

L'antipyrine n'a aucune action sur les maux de tête de l'anémie. Traitez la fièvre. Beaucoup d'hygiène. Faites usage de la papaye comme aliment.

A un degré plus avancé, s'il survient du gonflement des jambes, des paupières, des mains, donnez chaque jour à votre malade 10 à 20 gouttes de liqueur de Fowler ; faites-le changer d'air et si un mieux ne se produit pas rapidement son retour en Europe est urgent.

Syncope. — Vous userez avec beaucoup de modération de la quinine chez ces individus.

Ces grands anémiés sont en outre sujet à la syncope ; si elle se produisait vous coucheriez votre malade en lui plaçant la tête plus bas que les pieds, puis après avoir enveloppé les jambes et les bras dans du coton au moyen de bandes un peu serrées vous refouleriez le sang vers le tronc. Si la syncope se prolonge faites une injection sous-cutanée de caféine. Le lendemain vous ferez prendre à votre malade la potion suivante par cuillerée à café :

Macération ⟨ Poudre de digitale....   20 centigrammes.
de digitale ⟨ Eau sucrée..........   120 grammes.

à renouveler tous les 4 jours.

A défaut de cette drogue donnez lui du café de kola ou du café noir ; faites lui conserver ses bandages et sa position le plus longtemps possible. Le régime du lait coupé d'eau de chaux, les œufs, le jus de viande conviennent à ces malades, mais le seul remède efficace c'est le rapatriement.

Fièvre.

Dans l'accès de fièvre franc il existe trois périodes :

1° Une période de frisson ;

2° Une période de chaleur ;

3° Une période de sueur.

Ces périodes, les deux premières au moins, se confondent très vite chez les vieux paludéens. Le mal de tête et la constipation ou la diarrhée sont les compagnons habituels de la fièvre. Le pouls est toujours ample et plein.

Dans l'accès de fièvre simple, la température est souvent très élevée, le thermomètre peut marquer aussi bien 38° que 40° et même plus.

Dans l'accès pernicieux ces trois périodes existent aussi, mais le malade est en outre sans connaissance, inerte au monde extérieur, ou bien il a du délire, ou bien il a sa connaissance et est sujet à des crises nerveuses, les mâchoires sont contractées, il étouffe, les membres se tordent.

Chez les individus en état d'accès pernicieux, les lèvres deviennent bleuâtres, la peau prend une teinte grisâtre, l'œil est terne ou allumé, la langue ressemble à une langue rôtie passée au madère ; l'haleine est forte, la sueur est visqueuse. Les urines sont rares et rougeâtres. Les selles sont nulles, parfois bilieuses.

Dans l'accès pernicieux la température varie également beaucoup, très souvent la gravité est en raison inverse de la température. Le pouls est le plus souvent petit, précipité et glisse sous le doigt.

Voyons le traitement de l'accès.

Dans le premier cas vous donnerez à votre malade 1 gramme d'antipyrine dans un peu d'eau sucrée. Vous lui ferez prendre des boissons acides et glacées en abondance. Enfin s'il n'a pas eu de garde-robe vous lui donnerez un lavement salé froid. Si au contraire il a de la diarrhée bilieuse agissez de même.

L'antipyrine au cours de l'accès soulage énormément le malade. Quelques instants après son ingestion, survient la période des sueurs abondantes.

Il y aurait lieu de croire que l'antipyrine porte son action sur la toxine en la rendant inerte plutôt que sur les centres thermogènes car la troisième phase de l'accès est simplement précitée mais non abrégée comme durée.

En cas d'accès pernicieux vous aurez à vous enquérir si votre malade a pris de la quinine avant l'accès ; si oui, ne lui en donnez pas, si non, faites lui une injection de 20 centigrammes de sulfate de quinine ayant en vue d'agir non contre l'accès présent mais contre un accès qui pourrait avoir lieu quelques heures après le premier, cas assez fréquent chez les gens qui ne veulent pas ou ne peuvent pas prendre de quinine.

Tous vos soins se porteront à soutirer du calorique à votre malade et à lui fournir des boissons pour faciliter les excrétions. Donc, boissons acidulées glacées en abondance s'il peut boire. Donnez lui 1 gramme d'antipyrine. Faites lui prendre de grands lavements salés froids.

Consultez souvent la température et le pouls ; si vous voyez celui-ci remonter vers le coude, devenir fuyant sous le doigt, glisser comme un ver, faites une injection sous cutanée de caféine.

Faites avec une éponge trempée dans de l'eau vinaigrée une grande lotion sur le corps de votre malade puis recouvrez-le bien pour le faire transpirer.

Continuez les boissons fraîches, les lavements. Si votre malade n'a pas uriné depuis longtemps, sondez-le avec une sonde en caoutchouc rouge que vous aurez fait bouillir dans de l'eau boriquée.

Si le mieux ne se manifeste pas au bout d'une demi-heure faites une nouvelle injection de caféine. Basez-vous sur l'état du pouls et de la température pour continuer la médication ; veillez surtout à ce que le pouls ne tombe pas jusqu'à être imperceptible.

Pendant la durée de l'accès placez votre malade tantôt sur le dos, tantôt sur le côté, tantôt assis ; si la respiration paraît gênée préférez cette dernière position à toutes les autres ; dans l'accès pernicieux il faut éviter à tout prix la congestion des poumons.

Si au lieu de présenter ces symptômes votre malade est pris de crises nerveuses, ne soyez pas épouvanté, faites lui une ou deux injections sous-cutanées d'un centigramme de morphine et le calme arrivera vite ; appliquez ensuite le traitement de l'accès simple.

Sous les tropiques la fièvre frappe les gens d'une façon périodique ; de là la désignation de fièvre continue, tierce, quarte ; le plus souvent vous aurez à lutter contre la forme dite à long terme. Dans ces cas vous constatez que tous les quinze jours ou tous les mois vous avez deux ou trois jours de fièvre consécutifs.

Peu importe la forme de la fièvre, le traitement consistera toujours à prendre de la quinine 6 heures avant l'accès. Dans la fièvre à long terme, la veille du jour où doit avoir lieu le premier accès, vous sentirez une courbature très marquée dans les reins, de la faiblesse des jambes. Prenez à ce moment 1 gramme de sulfate de quinine. Quand le paludisme prend cette forme la quinine est insuffisante pour entraver l'accès mais elle suffit pour lui ôter la forme pernicieuse. Donc, quand vous reconnaîtrez bien le type de votre fièvre, pendant les trois jours qui précèderont la date présumée vous prendrez la potion suivante :

> Extrait de quinquina. ...   4 grammes.
> Liqueur de Boudin........ 20   »
> Vin rouge.............. 250   »

Si vous faites déjà usage de liqueur de Fowler vous ne prendrez que 10 grammes de liqueur de Boudin.

En plus de cette médication essayez le changement d'air.

Très souvent la fièvre est accompagnée d'embarras gastrique, constipation ou diarrhée, vomissements.

Dans les cas simples il est bon d'aider l'action de la quinine par une purge douce : 100 grammes de citrate de magnésie dans un litre d'eau, le matin de très bonne heure.

Le citrate de magnésie est la purge la mieux tolérée par les paludéens anémiés. Perdez surtout si vous l'avez, l'habitude de prendre de l'ipéca sous la zone torride. La médication par les vomitifs est une médication exécrable à laquelle on ne doit avoir recours que quand on ne peut pas agir autrement.

A la suite d'accès de fièvre réitérés, chez les individus forcés de vivre dans les lieux malsains, vous verrez parfois apparaître dans l'espace d'une nuit des chapelets de glandes au cou, aux aisselles, aux aines.

Vous soumettrez ces individus au régime fortifiant et tous les jours ils prendront les potions suivantes :

Extrait de quinquina.....	4	grammes.
Liqueur de Boudin.......	10	»
Vin rouge..............	250	»

Potion { Teinture d'iode....... V gouttes.
         { Eau................. 150 grammes.

Potion { Perchlorure de fer.... V gouttes.
        { Eau................. 150 grammes.

Ces engorgements ganglionnaires ne durent généralement pas longtemps ; le changement d'air est à recommander.

Les fiévreux éprouvent souvent pendant l'accès une pesanteur dans le côté droit ou dans le côté gauche, parfois dans les deux côtés, accompagnée ou non de douleurs très vives. C'est le signe d'une congestion du foie ou de la rate. Pour le traitement voir congestion du foie et de la rate.

Insolation. — Coup de chaleur.

La chaleur excessive, quelle que soit sa source, détermine chez l'homme des troubles graves qui peuvent entraîner la mort. Un mécanicien dans sa chambre de machine surchauffée, un cuisinier près de ses fourneaux, un individu placé dans un logement quelconque mais où la température est très élevée, est exposé aux mêmes dangers que celui qui restera exposé à l'action calorique du soleil.

Lorsque l'individu n'aura été que faiblement atteint, il ne se plaindra, le plus souvent, que d'un violent mal de tête, d'étourdissement, de bourdonnement d'oreilles, le tout accompagné de fièvre, de vomissements alimentaires et de constipation ou diarrhée. Mais si l'atteinte a été plus forte, vous vous trouverez en présence d'un individu livide, sans connaissance et ayant généralement une température excessivement élevée. Dans ce cas il est souvent très difficile de distinguer le coup de chaleur de l'accès pernicieux ; là, vous devez donc vous renseigner et demander dans quelles conditions l'individu a perdu connaissance, mais sans vous attarder à tenter un diagnostic différentiel très délicat. Vous appliquerez pour les cas légers le traitement que nous avons décrit pour les maux de tête et dans les cas graves le traitement de l'accès pernicieux paludéen tel que nous l'avons décrit quand le malade a perdu connaissance. Si la température tombe subitement sans que le malade reprenne connaissance, la terminaison fatale est proche.

Dans le cas de terminaison heureuse de l'attaque, l'individu garde souvent des traces de l'insolation.

Pendant les huit jours qui suivent, le malade n'est pas hors de danger ; une congestion pulmonaire est toujours à redouter. Donc, pendant cette période, vous continuerez à lui soutirer de la chaleur en lui faisant suivre le régime lacté froid. Vous respecterez la diarrhée s'il en a, ou vous userez des lavements salés froids s'il est constipé.

Vous arrêterez cette diarrhée au bout de huit jours, en lui faisant prendre 40 grammes de sulfate de magnésie.

Enfin vous protégerez les poumons en faisant changer souvent de position à votre malade et en lui faisant boire du café noir froid avec quelques gouttes de rhum.

Vous aurez soin de tenir votre client dans le plus grand état de propreté possible et aux heures chaudes de lui passer sur le corps une éponge légèrement imbibée d'eau vinaigrée,

Embarras gastrique fébrile.

Symptômes. — Céphalalgie plus ou moins intense, amertume de la bouche, enduit jaunâtre ou blanchâtre de la langue, nausées, vomissements aqueux (embarras gastrique simple), bilieux (embarras gastrique bilieux). La constipation est la règle, parfois il existe de la diarrhée bilieuse. L'embarras gastrique accompagne ou précède toujours la fièvre.

Traitement. — Sulfate de soude, 40 grammes le matin ; 2 heures après, sulfate de quinine, 1 gramme.

Limonade citrique glacée en abondance.

Par lui-même, l'embarras gastrique est bénin et de courte durée, mais on le retrouve comme premier symptôme dans presque toutes les maladies exotiques.

* Fièvres typhiques.

Nous ne pouvons, dans un ouvrage comme celui-ci, entreprendre une description détaillée de toutes les maladies typhiques des pays tropicaux, l'établissement des diagnostics différentiels demandant la notion de connaissances spéciales et présentant même des difficultés très grandes aux médecins rompus à la pratique des maladies exotiques ; nous nous bornerons à donner à notre lecteur quelques conseils pratiques pour qu'il puisse reconnaître chez un malade l'état typhique et donner des soins appropriés.

Etat typhique.

L'état typhique est un empoisonnement général intéressant particulièrement le système nerveux ; il est dû à l'absorption de toxines secrétées par des microbes ou à l'absorption de produits anormaux secrétées par nos cellules sous l'influence du milieu, produits jouant le même rôle que les toxines microbiennes.

Sous les tropiques, il existe des maladies présentant l'aspect typhique par suite d'une autointoxication due aux éléments cellulaire affaiblis par la malaria et l'anémie qui ne peuvent y parachever leur travail organo-chimique et enfin si on tient compte du paludisme, des fièvres paludéennes batardes à formes typhiques, dues à l'évolution simultanée des microbes préexistant dans l'organisme et qui profitent de l'état de résistance moindre occasionnée par un accès malarien pour donner à la maladie un cachet typhique.

L'état typhique est caractérisé par (un état de stupeur, d'abattement physique et de dépression intellectuelle dans lequel le malade restant dans le decubitus dorsal, paraît plongé dans une somnolence continuelle, évite de parler, ne répond pas aux questions qu'on lui adresse, est étranger pour ainsi dire à la vie extérieure. — Littré.)

Dans l'accès pernicieux où le malade perd connaissance, par exemple, il existe un état typhique qui dure le temps de l'accès.

Cet état s'accompagne d'un certain nombre de symptômes, qu'on trouve réunis dans la description succincte que nous faisons ci-après de la dothiénenterie ou fièvre typhoïde, mais nous conseillons à notre lecteur d'étudier dans un traité plus complet cette maladie ou mieux de se faire initier dans une clinique par un médecin.

* Fièvre typhoïde.

Prophylaxie. — Ne boire que de l'eau filtrée, observer les règles de l'hygiène.

Symptômes. — Les débuts de la fièvre typhoïde ne sont pas bruyants, vous ne percevrez même le plus souvent les débuts du mal que vers le cinquième ou sixième jour de la maladie.

Après quelques jours de malaise, survient un embarras gastrique fébrile accompagné de maux de tête violents, de saignements de nez, le malade est constipé. Les jours qui suivent, la fièvre ne tombe pas, la température monte à 40° et plus ; une diarrhée fétide noirâtre apparaît ; la face est congestionnée ; l'œil est brillant mais hagard ; la langue grise le premier jour devient sèche et noirâtre, rôtie, les dents sont couvertes d'un enduit brun foncé ; le mal de tête est toujours violent.

Si vous pressez avec la main placée à plat sur la partie du ventre correspondant à la fosse iliaque droite et que vous ramenez les doigts vers la paume placée en travers sur les bords de l'os vous ferez naître des gargouillements.

Le malade perd peu à peu la connaissance de ce qui se passe autour de lui, et tombe dans un demi sommeil coupé de rêve : délire.

Le microbe de la fièvre typhoïde vit dans l'intestin, c'est là qu'on trouve les principales lésions.

Nous empruntons les lignes qui suivent au traité de diagnostic médical du Docteur Spehl :

On divise la durée totale de la fièvre typhoïde en quatre septenaires.

Premier septenaire : Les plaques de Peyer se gonflent; dans les derniers jours, augmentation du volume de la rate ;

Deuxième septenaire : Il se forme, à la surface des plaques de Peyer, des lambeaux nécrosiques ; apparition des taches rosées lenticulaires ;

Troisième septenaire : Ces lambeaux se détachent et donnent lieu aux ulcères typhiques : c'est la période des complications ;

Quatrième septenaire : La guérison s'opère.

Au point de vue exclusif de la température, la fièvre typhoïde présente quatre période :

1° Période d'invasion. — Invasion lente et régulière ; elle est terminée avant la fin du premier septenaire (cinquième jour) ;

2° Période d'état. — Elle commence vers le cinquième jour et se termine vers le seizième.

Pendant toute cette période, la fièvre est continue ; la température oscille généralement entre 40° et 41°.

On constate souvent une chute de la température vers le neuvième jour, à l'apparition des taches rosées ;

3° Entre la période d'état et la période de déclin, c'est-à-dire du seizième au vingt et unième jour (parfois un peu plus tard), la fièvre, qui était continue, devient rémittente ; il y a une différence de plus d'un degré entre la température du matin et celle du soir ;

4° Enfin, la quatrième période, ou période de déclin, correspond au quatrième septenaire et se caractérise par une défervescence lente et graduelle, sous forme de lysis, plus lente que n'a été l'ascension du début ; la température revient à 37° vers le vingt-huitième jour.

Traitement. — Vous débuterez par un purgatif : 40 grammes de sulfate de soude ou de magnésie pour combattre l'embarras gastrique.

Pour abaisser la température vous aurez recours aux grands lavements salés froids — 4 par jour. — Au besoin vous passerez sur le corps du malade une éponge imbibée d'eau vinaigrée, puis vous le recouvrirez modérément. Cette manœuvre pourra être renouvelée toutes les fois que la température dépassera 39° 1/2.

Vous soumettrez votre malade à un régime lacté très abondant (trois ou quatre litres de lait glacé). Vous lui ferez prendre ce lait par petites doses, un demi verre, dans lequel vous verserez une cuillerée à café d'eau chloroformée.

Vous devrez faire ainsi absorber 200 à 250 grammes de ce médicament par jour.

Le café noir froid avec un peu de rhum est également à recommander.

Si le délire est très violent et la température élevée, 40°, 41°, vous envelopperez votre malade dans un drap mouillé et vous l'arroserez pendant 5 minutes. Après avoir constaté la baisse thermométrique, vous le placerez dans un lit bien sec. Pendant l'enveloppement vous ferez boire au patient un peu de vin frais ou un grog froid.

Pendant toute la durée de la maladie vous tiendrez votre malade aussi propre que possible, vous lui laverez souvent la bouche avec de la limonade au citron au moyen d'un pinceau ou d'un linge qui ne servira qu'une seule fois. Ayez toujours recours à cette manœuvre avant de faire boire le malade.

Convalescence. — La convalescence est longue, tenez votre sujet au régime du lait, des œufs, du café, vin pendant les quarante premiers jours qui suivront celui où la température sera tombée à 37°.

Si à la fin de la maladie vous voyez la température se maintenir à 38° ou aux environs de ce chiffre, vous devrez interpréter ce phénomène en accusant la faim d'en être cause. Dans ce cas donnez deux œufs à l'eau et peu cuits.

Il faut bien veiller à ce que le malade ne fasse pas d'imprudence en mangeant, car c'est pendant cette période que se fait la réparation des ulcérations intestinales et la perforation de ces organes est facile et constitue un accident mortel.

Complications. — Les deux principales complications de la fièvre typhoïde sont la pneumonie et les hémorragies. La pneumonie est rare sous les tropiques. Vous constaterez un peu de stase sanguine aux poumons, mais il vous sera facile de lutter contre ceci en faisant prendre à votre malade des positions différentes dans son lit et en lui donnant du café. Quant aux hémorragies elles constituent, *a priori*, un accident mortel pour les anémiés.

Faites une injection sous cutanée d'ergotine pendant l'accident ; donnez des boissons glacées ; tenez le malade immobile. Le dénouement est presque toujours fatal.

* Fièvre typho-malarienne.

La fièvre typho-malarienne présente les mêmes symptômes que la fièvre typhoïde franche, mais les débuts sont moins nets et se dissimulent sous la forme d'accès malariens premonitoires.

Le sujet est généralement très pâle mais on trouve chez lui par ailleurs les mêmes signes que chez le dothienentérique. Les lésions intestinales sont beaucoup moins marquées que chez le dothienenterique.

Quant à la température elle suit une marche spéciale : en dehors de la courbe thermique que présente la fièvre typhoïde, on constate dans la typho-malarienne des ascensions brusques dues à des accès paludéens, ascensions correspondant souvent à un type de la fièvre intermittente.

Lors de la chute de la fièvre typhique l'accès malarien peut persister. Le pronostic de la fièvre typho-malarienne est plus sombre que celui de la typhoïde.

Traitement. — La quinine est sans effet dans l'accès typho-malarien, elle est même souvent dangereuse vu l'état du cœur.

Votre médication se bornera à faciliter l'élimination des toxines et surtout à soutenir les forces du malade.

Donc, mêmes boissons et médicaments que dans la fièvre typhoïde.

Contre les hautes températures employez l'antipyrine, 1 gramme dans un peu de limonade ou de café noir, mais ne songez pas à obtenir de ce médicament un effet durable.

N'usez pas des enveloppements froids, car la réaction est capricieuse.

Usez des mêmes précautions que dans la typhoïde, au moment de la convalescence.

* Fièvres batardes à forme typhoïde.

Dans les fièvres batardes, la fièvre revêt le type intermittent ou bien le type continu mais avec rémission ; c'est-à-dire que dans le premier cas la fièvre dure quelques jours puis disparaît complètement pour réapparaître quelques jours ou quelques heures après et dans le second, la fièvre ne fait que de diminuer d'intensité à certaines heures ou pendant une période plus ou moins longue.

Les symptômes typhiques qui accompagnent ces fièvres augmentent ou diminuent d'intensité avec la température, mais sont persistants et ne disparaissent qu'avec la fièvre.

Traitement. — Même traitement que pour la fièvre typho-malarienne ; au moment des intermittences ou des rémissions, donnez la potion suivante :

Potion { Extrait de quinquina.... 4 grammes.
{ Liqueur de Boudin...... 20   »
{ Banyuls............... 250   »

Si le malade trouve la potion trop forte étendez-la d'eau sucrée légèrement alcoolisée.

Fièvre bilieuse hémoglobinurique.

La fièvre bilieuse hémoglobinurique est le type des fièvres à forme typhique nées de l'association d'agents différents. Cette maladie très connue sous les tropiques est due à l'action combinée du microbe du paludisme, du microbe de Yersin et de matières toxiques d'origines humaines, matière colorante de la bile et du sang et accumulées dans le sang.

La fièvre bilieuse hémoglobinurique ne frappe que les impaludés dont l'organisme vient de faire la dépense d'une grosse somme de travail.

Les fatigues, les marches, les accès de fièvre répétés, l'accès du froid après une grande fatigue, sont les motifs habituels de cette maladie.

1er Jour. — A la suite d'une des causes précitées, survient généralement un accès de fièvre accompagné de mal de tête, de douleurs de reins, de vomissements alimentaires d'abord, puis bilieux, puis de bile verte. Ces vomissements sont excessivement fréquents ; de plus, le malade se plaint de ne pas uriner et les premières urines qu'il donne sont rouge foncé ou madère, une écume épaisse les recouvre et généralement la miction est très peu abondante. La quantité d'urine émise varie de quelques gouttes à celle d'un verre à Bordeaux. La constipation est la règle ou un peu de diarrhée bilieuse. La langue est très chargée, le regard est anxieux.

2e Jour et jours suivants. — Les vomissements verts deviennent incoercibles, la céphalalgie persiste, une soif ardente tourmente le malade, une diarrhée peu abondante, noirâtre, fétide, remplace la constipation, des douleurs en ceinture tourmentent le malade, la miction se compose de quelques gouttes d'urine rouges ou noires couleur bitter, laissant déposer beaucoup de matières rougeâtres. De plus le malade souffre pour uriner et fait souvent des efforts inutiles, bien qu'il en sente un besoin pressant.

L'anxiété va toujours en augmentant, puis, bientôt, le malade tombe dans un demi-sommeil qu'entrecoupe une plainte faible et continue ; les vomissements deviennent jaunâtres et de moins en moins abondants ; un hoquet continuel fatigue le malade et la mort survient ; dès le second jour, le corps et les conjonctives prennent une teinte uniforme bronzée, caractéristique, due à l'épanchement de la matière colorante de la bile dans les tissus.

La maladie ne dure guère que sept jours ; quand la terminaison de la maladie doit être heureuse, du 3e au 4e jour les urines deviennent plus abondantes, puis moins rouges et enfin redeviennent normales comme quantité et comme couleur ; en même temps la teinte bronzée pâlit, mais elle met toujours longtemps à disparaître. La convalescence est longue et les rechutes très fréquentes. On doit également redouter les syncopes au moment de la convalescence.

Traitement. — 1er Jour : Si la température est très élevée, vous pourrez donner une petite dose de sulfate de quinine, o gr. 5o, ou faire une injection pour prévenir un nouvel accès.

Vous donnez à votre malade un purgatif sous forme de lavement :

	Sulfate de soude...	15 grammes.
Lavement	Sené	15 »
	Eau	25o »

Quand les selles diminueront, vous donnerez de deux heures en deux heures un grand lavement salé froid.

Contre les vomissements, vous donnerez à votre malade une potion Rivière et vous essayerez de lui faire absorber le plus possible de limonade au citron glacé, en ayant soin de ne lui faire prendre que peu de liquide à la fois pour éviter les vomissements.

2ᵉ Jour. — Continuez les lavements salés, les boissons glacées, la potion Rivière et faites prendre à votre malade la potion suivante :

Chloroforme .... 6 grammes.
Gomme pulvérisée..... 9 »
Eau sucrée........... 250 »
(Voir formulaire).

Vous donnerez à votre malade cette potion de la façon suivante :

1° En une première dose le tiers de la potion.

Généralement il se produira un vomissement après son ingestion, mais les quelques gouttes qui resteront dans l'estomac stupéfieront l'organe et il se produira une accalmie. Vous profiterez de cette accalmie pour faire absorber un autre tiers qui sera conservé et vous donnerez le restant par cuillerée d'heure en heure.

Il se produira alors chez votre malade un commencement d'ébriété chloroformique, vous devrez maintenir cet état en faisant suivre la première potion d'une autre que vous donnerez par cuillerée de deux en deux heures, puis de trois en trois heures, suivant l'état d'excitation où il se trouvera.

Pendant ce temps ne négligez ni la glace, ni les lavements salés, il faut à tout prix maintenir le flux biliaire vers ses voies naturelles.

Après l'ingestion de la première potion ou de la seconde, votre malade commencera à uriner et vous constaterez une augmentation notable de la quantité des urines en même temps qu'une tendance à la décoloration.

Même régime les jours suivants.

Pendant combien de temps faut-il administrer la potion au chloroforme ?

Vous devez administrer cette potion tant que les urines ne sont pas redevenues normales comme qualité et comme quantité, mais vous vous baserez surtout sur la présence de l'albumine dans l'urine (voir formulaire).

Quand l'albumine aura totalement disparu, mais que les urines seront un peu colorées, vous remplacerez la potion au chloroforme par le lavement froid, suivant que le malade conservera :

> Chloral....... 2 grammes.
> 1 jaune d'œuf.
> Eau .... 250 grammes.

et vous commencerez à alimenter votre malade en débutant par le régime lacté, puis le café, les œufs, etc.

Le chloroforme ainsi administré agit de deux façons :

1° Comme antiseptique diffusible, il détruit le microbe de Yersin, localisé dans le rein auteur de la fonte des globules impaludés ;

2° Comme vaso-dilatateur, le chloroforme décongestionne aux dépens de la périphérie les systèmes portes du foie, de la rate et du rein, permet aux filtres de l'organisme d'éliminer les toxines et empêche leur résorption en supprimant les congestions passives dues à l'inertie cardiaque.

* Fièvre jaune.

Mesures de protection. — Observer les règles de l'hygiène. Isoler le malade et la garde malade.

Symptômes. — Chez les personnes ayant déjà un certain temps de séjour sous les tropiques, les débuts sont assez vagues et consistent en malaise comme dans la première période de la fièvre typhoïde mais le plus souvent la maladie frappe *l'homme subitement et en pleine santé.* A ce moment, l'individu ressent des maux de tête excessivement violents, *localisés à la région orbitaire*, et une douleur atroce dans les reins, coups de barres, puis la fièvre éclate en quelques heures ou au bout de 2 ou 3 jours, la température monte à 40°, 41°, 42°5 ; du 3e au 4e jour quelquefois du 4e au 5e et toujours vers le soir, la température tombe et répond généralement au chiffre moyen de 38°5 à 38°. Au bout de très peu de temps se produit de nouveau une élévation thermique ; en 36 ou 48 heures la température remonte à 39°, 39°5, et 40°. A ce moment la mort peut survenir ou bien il se produit une défervescence brusque qui annonce le début de la convalescence.

La marche de la température n'est pas toujours aussi régulière.

Le pouls présente comme particularité de donner son maximum de pulsations le 1er jour, puis ce nombre va toujours en diminuant.

	1er Jour	2e Jour	3e Jour	4e Jour	5e Jour	6e Jour	7e Jour
Cas légers .	94	78	76	72	67	63	—
Cas graves.	112	93	87	83	83	85	83

(Primet).

Dans les cas heureux le pouls tombe souvent au dessous de la normale à 50° puis se relève peu à peu avec la convalescence.

Respiration. — Souvent irrégulière, précipitée.

Peau. — Pendant la période de fièvre la peau est sèche ; si la sueur apparaît du 4e au 7e jour avec chute de la température et soulagement notable, elle est d'un bon augure, mais si elle accompagne la fièvre, le pronostic est mauvais. Il se produit des éruptions cutanées.

Ictère. — C'est vers le 3e ou le 4e jour et au déclin de la fièvre que l'ictère apparaît ; s'il se montre vers le 2e jour avec la fièvre et des vomissements c'est un symptôme presque sûrement mortel.

Aspect de la langue. — Recouverte d'un enduit blanchâtre au milieu, rouge vif sur les bords et à la pointe.

Lèvres. — Desséchées, gercées, pâles, souvent les gencives saignent.

Bouche. — Amère, soif insatiable, difficulté à avaler.

Vomissements. — Les vomissements peuvent se manifester dès le début vers le 2e ou le 3e jour.

Pesanteur à l'estomac puis vomissements se composant d'abord des boissons ingérées, plus rarement de bile. Dans les cas graves le 3e ou 4e jour il se produit des rejets de liquides bruns clairs acides puis enfin le vomissement hémorragique apparaît, vomissement ressemblant à du marc de café délayé dans un liquide filant caractéristique. Pour distinguer le vomissement de la fièvre jaune de celui de la fièvre bilieuse hemoglobinurique on peut se baser sur ce fait qu'un linge trempé dans le vomissement noir se colore en bistre (ou en brun rougeâtre); trempé dans le vomissement bilieux il se colore en vert ou en jaune.

Selles. — Rares au début ou mêmes supprimées elles deviennent fréquentes pendant la deuxième période de la maladie, elles sont généralement bilieuses ou contiennent de la matière noire semblable au vomissement.

Il peut se produire des vomissements et des selles uniquement composées de sang.

Urines. — La quantité de l'urine varie beaucoup. Le plus souvent elle est réduite à quelques grammes dans les cas graves ou même supprimée. L'urine est généralement limpide au moment de l'émission. Quand elle est mélangée de sang elle prend une teinte brune.

L'urine est albumineuse.

Hémorragies. — Les hémorragies sont fréquentes et variées dans la fièvre jaune, tantôt le sang s'accumule sous forme d'ecchymoses sous la peau ou sous une muqueuse, tantôt les muqueuses donnent naissance à un suintement ou à un écoulement en nappe.

Donc, il peut se produire des pertes de sang par le nez, les conjonctives, l'urethre, l'anus, la vulve, ou bien le sang s'accumule et forme des taches de lie de vin.

Troubles nerveux. — Le délire peut manquer ou être violent. Les douleurs musculaires et la céphalalgie sus-orbitaires sont constantes.

Traitement. — Il faut appliquer le même traitement que pour la fièvre bilieuse hémoglobinurique et soutirer de la chaleur comme dans la fièvre typhoïde.

La durée de la maladie varie de quelques heures, cas foudroyants, à cinq ou dix jours, termes moyens.

La convalescence est toujours très longue.

La fièvre jaune étant une maladie éminemment contagieuse, il faut soigneusement désinfecter les déjections, se garder d'user d'aucun objet ayant appartenu à un de ces typhiques ou ayant été souillé par les selles ou les vomissements. Le mieux est de détruire tout objet suspect par le feu, et de soigneusement faire désinfecter les locaux contaminés.

En temps d'épidémie il est bon de quitter les bords de la mer et de gagner les habitations situées sur les hauteurs.

Ictère. — Jaunisse.

Symptômes. — Coloration jaune des conjonctives et du corps, maux de tête, selles bilieuses et décolorées.

Traitement. — Sulfate de soude 40 grammes à prendre de bonne heure le matin. Quatre grands lavements salés froids par jour jusqu'à disparition de la teinte jaune.

Si l'ictère persiste plusieurs jours prenez à jeun la macération de café vert indiquée au formulaire et continuez les lavements salés.

Si vous êtes sujet à l'ictère prenez tous les matins en vous levant un verre d'eau de Vichy ou 5 grammes de bicarbonate de soude dans un verre d'eau.

Congestion du foie. — Hépatite. — Abcès du foie.

L'hépatite et la congestion du foie, qui n'est que le premier terme de l'hépatite, s'annoncent le plus souvent par un violent accès de fièvre accompagné d'embarras gastrique et de vomissements bilieux. Le malade ressent une douleur vive avec sensation de pesanteur dans le côté droit. Souvent il se produit des saignements de nez par la narine droite (congestion). Quand la congestion tend à passer à l'état d'hépatite, la fièvre devient continue avec température assez élevée, 39°; puis, de rouge qu'il était au début de la maladie, le visage du malade devient pâle, exprime la souffrance, la respiration devient difficile; il y a des alternatives de diarrhée et de constipation; les saignements de nez deviennent plus abondants; toute la région costale entre le sein droit et une partie du flanc devient douloureuse à la pression. Cette zone douloureuse indique approximativement le volume du foie.

Quand la terminaison doit être heureuse, les symptômes s'amendent et tout rentre dans l'ordre, ou la maladie passe à l'état chronique, et vous gardez une hypertrophie du foie.

Si, au contraire, la maladie doit se terminer par un abcès au foie, la fièvre tombe incomplètement, la douleur persiste, la fièvre présente son maximum le soir, alors que souvent le matin la température est voisine de la normale.

Défiez-vous des hommes anémiés au teint pâle qui présentent de la fièvre le soir et qui ont de la diarrhée, car souvent ils sont porteurs d'abcès du foie provenant d'une hépatite à marche insidieuse.

Traitement :

Contre la fièvre : Sulfate de quinine, 1 gramme.

Contre l'embarras gastrique : Sulfate de soude, 40 grammes, à jeun;

Contre la congestion du foie : Iodure de potassium, 1 gramme.

Lavements salés froids.

Régime lacté. Eau de Vichy, 1 bouteille; glace.

Même traitement pour les autres jours.

Enfin, si la douleur est trop vive, donnez le soir une potion ainsi composée :

Chloral . . . . .   2 grammes
1 jaune d'œuf
Eau sucrée . .   250 grammes

Si vous redoutez l'abcès au foie, donnez tous les jours à votre malade 2 grammes de salol par prises de 25 centigrammes ; faites avaler cette poudre en nature en vous servant d'un peu d'eau sucrée.

Si l'abcès au foie crève entre les côtes, draînez-le et pansez-le comme un abcès ordinaire. (Le pus de l'abcès du foie a souvent l'aspect de gelée de groseille).

Si l'abcès crève dans l'intestin, ayez toujours recours au salol et donnez en même temps 150 grammes d'eau chloroformée à votre malade ; vous lui ferez prendre ce médicament d'heure en heure et par cuillerée à bouche dans du lait. Enfin, si l'abcès s'ouvre dans les bronches, ce qu'on reconnaît à la matière qui est rendue par la bouche, faites-lui fréquemment respirer de la créosote.

Congestion de la rate. — Splenite.

La congestion de la rate se présente avec des symptômes analogues à ceux de la congestion du foie qu'elle accompagne d'ailleurs souvent. La congestion de la rate est sous l'influence directe du paludisme. Presque tous les impaludés éprouvent à un moment donné des douleurs aiguës dans le flanc gauche.

Traitement. — Traiter le paludisme par la quinine ou l'extrait de quinquina. Purgatif contre l'embarras gastrique et donnez au malade, d'heure en heure, une cuillerée de la potion suivante :

Chloral. . . . .   4 grammes.
Iodure de potassium . . . .   1 gr. à 1 gr. 50.
Eau sucrée . . . .   300 grammes.

Diarrhée.

Nous ne décrirons pas la diarrhée, nous dirons seulement à notre lecteur que certaines diarrhées ne doivent pas être arrêtées par les constipants, les diarrhées bilieuses par exemple. Ces diarrhées sont caractérisées par des selles noires et très fétides ; ici on doit traiter la cause.

Traitement. — Débutez pour toutes les diarrhées par un purgatif salin. Sulfate de soude, 40 grammes par exemple.

Si la diarrhée s'arrête, revenez peu à peu au régime ordinaire. Dans tous les cas, instituez dès le début un régime lacté. Au cas où la diarrhée continuerait vous garderiez le régime lacté et prendriez tous les jours la potion suivante :

	Salicylate de bismuth....	4 grammes.
	Laudanum.........	XXX gouttes.
Potion	Ether	XXX »
	Eau de chaux	100 grammes.
	Eau sucrée.............	150 »

Une cuillerée d'heure en heure.

Coliques. — Coliques hépatiques.

Laudanum XX gouttes ou traiter la cause.

Si vous voyez un homme bien portant ou malade, subitement devenir très pâle, se courber en deux, porter les mains au creux de l'estomac et se plaindre de douleurs atroces partant du creux de l'estomac et répondant au milieu des épaules, le tout accompagné de vomissements ou non, vous êtes en droit de penser que cet homme a une crise de coliques hépatiques.

Traitement. — Ne perdez pas de vue que la douleur est nécessaire car elle provient d'une contraction des canaux de la vésicule biliaire pour chasser un calcul ou un bouchon muqueux.

1° Appliquez au creux épigastrique et entre les épaules, des serviettes brûlantes pour exciter les contractions ;

2° Faites respirer un peu d'éther au patient ;

3° Si la douleur est par trop intolérable, faites une, deux ou trois injections de chlorhydrate de morphine de 1 centigramme chacune. Vous serez presque toujours réduit à prendre ce moyen.

Aussitôt le calcul passé la douleur cesse, il ne reste qu'une grande faiblesse, donnez aussitôt à votre malade la potion suivante :

> Acide salicylique....... 1 gramme.
> Glycérine .... 100 »
> Eau sucrée............ 150 »

Le lendemain matin, sulfate de soude 40 grammes ; eau de Vichy 1 litre dans le courant de la journée ; 1 verre le matin à jeun les jours suivants, gardez le régime lacté pendant une semaine et faites usage des grands lavements salés froids.

* Dysenterie.

La dysenterie est souvent la suite d'une diarrhée négligée. Les selles deviennent d'abord graisseuses puis bientôt elles se composent d'une matière analogue à du blanc d'œuf mélangé de sang, enfin, il arrive des hémorragies, on ne rend plus que du sang.

La dysenterie n'est pas plus terrible sous les tropiques qu'en Europe si on ne commet pas d'imprudences, mais elle tue infailliblement celui qui fait un écart de régime.

1er Jour. — Sulfate de soude, 40 grammes. Régime lacté absolu. Prenez peu de lait à la fois mais 3 litres par jour ;

2e Jour. — Prendre par cuillerée à café d'heure en heure, la macération d'ipéca inscrite au formulaire.

3e Jour. — Même régime ; même potion.

4e Jour. — Même régime, même potion.

Les jours qui suivent, remplacez la potion à l'ipéca par la potion au salicylate de bismuth que nous donnons dans la diarrhée. S'il existe un mieux manifeste, ce qu'il est facile de constater en voyant diminuer le nombre de selles et en examinant leur consistance qui se rapproche de plus en plus de la normale, continuez cette potion, et ajoutez petit à petit à la nourriture un peu de crème, du riz, puis des œufs peu cuits ; enfin, de la viande grillée, un peu de pain grillé, mais agissez avec une sage lenteur. Ne vous pressez pas.

Si le mieux ne se manifeste pas au bout de huit jours, revenez à la potion à l'ipéca. Faites prendre par jour, à votre malade, 150 grammes d'eau chloroformée, par petites cuillerées à café, dans son lait chaque fois qu'il en boira.

Surveillez attentivement votre malade, car les dysentériques sont toujours disposés à commettre des imprudences.

Si le malade se dégoûte du lait, faites-lui boire un peu d'eau de riz ou d'eau albumineuse ; même, si la faiblesse est très grande, donnez-lui un peu de café noir.

Enfin, s'il survient des hémorragies intestinales, vous donnerez séance tenante à votre malade le lavement froid suivant :

Lavement
- Antipyrine . . . . 2 grammes.
- Chlorhydrate de morphine 2 centigrammes.
- Eau . . . . 150 grammes.

Vous lui ferez boire la potion suivante :

Potion
- Extrait ratanhia . . . . . 4 grammes.
- Eau sucrée . . . . 250 »

Vous userez de la solution d'antipyrine morphinée du lavement également pour calmer la douleur atroce que les dysentériques ressentent à l'anus. Enfin vous tiendrez cette partie du corps excessivement propre au moyen de lavages tièdes et fréquents à l'eau boriquée.

N.-B. — La dysenterie peut prendre une forme épidémique quand elle naît dans un lieu où se trouve une grande agglomération d'individus. Il y a donc toujours lieu d'isoler les dysentériques afin de diminuer les chances de contamination.

Empoisonnement par les conserves.

Symptômes. — Coliques, vomissements, crampes stomachales, diarrhée, céphalalgie, éblouissement, visage pâle, pupille très dilatée ou, au contraire, contractée, délire, état typhique.

Traitement. — Donnez un vomitif : ipéca, 1 gr. 50, eau tiède en abondance. Faire boire ensuite du thé très chaud fortement punché. Si la diarrhée persiste plus d'une journée, prenez 40 grammes de sulfate de soude et suivez un régime lacté abondant pendant un jour ou deux. Absorbez du rhum avec thé ou café.

Vers intestinaux.

Les vers intestinaux qu'on rencontre le plus souvent dans les pays chauds sont : l'ascaride, lombricoide et le tænia inerme.

L'ascaride (semblable au ver de terre) est fréquent chez les personnes qui boivent de l'eau non filtrée ou non bouillie, qui mangent les fruits tombés et même les fruits verts sans les laver. Ce ver apparaît surtout au commencement de la saison des pluies. Il donne souvent naissance à des accès violents de coliques hépatiques quand il s'engage dans le canal biliaire, ou à des crises nerveuses, ou même à des fièvres à forme typhique. Presque toujours on trouve de ces vers dans les selles, ce qui éclaire le diagnostic. L'ascaride n'est jamais unique, nous en avons extrait trois cents à un de nos malades, dans l'espace de deux jours.

Traitement. — Crises nerveuses. Inhalation d'éther ou de chloroforme, lavement de vapeur d'éther (voyez formulaire).

Profitez d'une accalmie pour faire prendre au malade 0 gr. 50 de poudre de santonine. Deux heures après la santonine, faites prendre un cachet composé de :

> Calomel......... 0 gr. 50 à 1 gramme.
> Rhubarbe .... 2 grammes.

Aux premières coliques annonçant la défécation prochaine, prendre un grand lavement tiède composé de :

Absinthe Pernod...   1 cuillerée à bouche.
Eau tiède........ .. 1 litre.

Donnez une dose de santonine tous les deux jours, pendant huit jours, si la quantité de vers rendue a été considérable.

En cas de crise de coliques hépatiques due à des lombrics, agissez de même. Au besoin, calmez le malade par une injection de morphine.

Tænia.

Le tænia inerme est très fréquent, surtout chez les personnes qui mangent la viande de bœuf peu cuite ou crue. Nous ne décrirons pas ce ver, il est trop connu. Quand vous trouverez des morceaux de ver dans votre pantalon et que ces morceaux auront un centimètre de large, vous pourrez songer à vous débarrasser de ce parasite.

Traitement. — Le jour précédant la cure gardez la diète lactée. Le jour de la cure prenez le matin de bonne heure un flacon de pelletiérine Tauret. Vous aurez peut être quelques éblouissements passagers. Deux heures après prenez 4o grammes d'eau-de-vie allemande. Ne vous pressez pas d'aller à la selle. Quand le besoin urgent se fera sentir, servez-vous d'un vase que vous aurez rempli à moitié d'eau chaude à 37°. Ne faites pas d'efforts, laissez le ver glisser et surtout ne cherchez pas à tirer dessus. Vous reconnaîtrez que la cure est parfaite si, à l'extrémité la plus effilée, vous trouvez la tête qui est noire et qui a la forme d'une petite tête d'épingle. Souvent on rend plusieurs tænias en même temps.

Si la tête ne s'y trouvait pas, vous ne recommenceriez le traitement qu'au moment où les anneaux rendus auraient la même taille que les plus larges de ceux expulsés après la première purgation.

Rhumatisme. — Courbature.

Les explorateurs seront assez sujets aux douleurs rhumatismales dont les symptômes et les causes vous sont connus.

Traitement. — L'estomac tolère peu sous les tropiques le salicylate de soude. Vous aurez donc plutôt recours à la pommade suivante :

> Acide salicylique........... 10 grammes.
> Essence de térébenthine..... 30   »
> Vaseline 40   »

Vous frotterez doucement la région douloureuse et la recouvrirez de coton.

* Dengue.

Aux symptômes connus de la grippe et de l'influenza vient s'ajouter une éruption assez semblable à celle de la rougeole, siégeant sur tous le corps. Au bout de quelques jours cette éruption disparaît. Cette éruption siège particulièrement à la paume des mains et à la plante des pieds. Ces parties du corps deviennent d'une sensibilité extrême. Pendant la maladie on éprouve dans les muscles et dans les articulations des douleurs semblables à celle du rhumatisme aigu. Au bout de quelques jours les symptômes s'amendent. Cette maladie est imminemment contagieuse mais sous les tropiques elle n'a jamais tué d'européens. Par contre elle est terrible pour l'indigène. Pour l'Européen elle est un indice précieux. Sur la Côte d'Afrique, les épidémies de fièvre jaune ont toujours été précédées d'une épidémie de dengue chez les nègres.

Traitement. — Boissons chaudes abondantes. Lait chaud.

> Potion { Acétate d'ammoniaque.. 15 grammes.
>   { Eau sucrée 250   »

Contre les douleurs. Antipyrine, 1, 2 ou 3 grammes par cachet ou encore salicylate de soude, 2 grammes.

Soigner l'embarras gastrique, se tenir chaudement, éviter les refroidissements.

Dyspepsie. — Maux d'estomac.

Maladie caractérisée d'abord par le manque d'appétit, des renvois acides ou fades, puis des vomissements dès qu'on prend un peu de nourriture.

Pour éviter cette maladie, il ne faut pas abuser des épices et de l'alcool, du quinquina, ne pas s'adonner au coït pendant la sieste, user modérement du tabac. Dans ce cas, pour le traitement, il suffit de détruire la cause et de se mettre pendant quelques jours au régime du lait.

Contre les renvois acides, prenez de temps en temps une gorgée d'eau de Vichy.

Enfin, si la dyspepsie est liée à l'anémie et qu'il se produise des vomissements, il faut à tout prix combattre ceux-ci.

Vous prendrez donc, moitié le matin, moitié le soir, la potion suivante :

Potion ⎰ Bichromate de potasse.   10 milligrammes.
       ⎱ Eau ....   150 grammes.

Faites fondre 1 gramme de bichromate dans un litre d'eau et prenez 10 grammes de cette solution pour faire votre potion.

* Choléra.

Au cours d'une diarrhée, le plus souvent le malade est pris de vomissements, en même temps les selles changent d'aspect, deviennent abondantes, aqueuses, blanchâtres, perdent toute odeur et consistent en un liquide incolore, tenant en suspension des flocons albumineux qui le font ressembler à l'eau de riz. L'urine est supprimée ; un cercle violacé et brunâtre entoure les orbites ; le regard est vide ; le pouls est insensible ; l'oppression est extrême ; les membres sont tourmentés de crampes violentes. La peau est livide et froide. La mort a lieu par asphyxie.

En cas de guérison, les symptômes s'amendent peu à peu, mais la convalescence est longue.

Traitement :

Contre la diarrhée
Potion N° 1.

Salicylate de bismuth	6 grammes.
Laudanum..........	XL gouttes.
Ether	XXX »
Eau de chaux.......	100 grammes.
Eau sucrée.........	150 »

Eau chloroformée, 150 grammes par jour et par cuillerée à café dans du lait.

Contre les vomissements et les crampes :

Ether en inhalations, et frictionner les membres avec un linge brûlant. Au besoin, faites une ou deux injections de un centigramme de chlorydrate de morphine.

Entre les crises, faites boire abondamment de l'eau coupée d'eau de chaux.

Réchauffez le malade avec des bouteilles d'eau chaude. fréquemment renouvelées.

En cas de guérison, instituez le régime lacté.

La maladie étant très contagieuse, il est prudent de brûler les selles et les objets souillés.

Les personnes qui approcheront les cholériques devront souvent se laver les mains avec la solution de sublimé au millième.

TROISIÈME PARTIE

NOTIONS GÉNÉRALES

DE

Thérapeutique et Pathologie chirurgicales

Maladies externes.

Nous allons traiter dans ce chapitre des maladies ou l'intervention manuelle d'un aide est nécessaire pour obtenir la guérison.

Les microbes jouent un grand rôle en chirurgie, tantôt ils donnent naissance à la maladie, après avoir profité d'une porte d'entrée, égratignures, petites plaies négligées etc., tantôt ils sont apportés sur des lésions accidentelles à un point non contaminé, par les mains ou les vêtements du malade, les linges et les pansements sales.

De ce que nous venons de dire il résulte que non seulement les plaies doivent être désinfectées et mises à l'abri des microbes, mais que tous les objets de pansement et les mains du chirurgien doivent être aseptiques pour ne pas contaminer le malade.

On détruit les microbes par les antiseptiques et la chaleur.

Pour donner aux instruments et aux objets de pansements, linges, bandes, coton, etc. une aseptie suffisante, il suffit de les faire bouillir dans une solution d'acide phénique à 25 pour 1000.

Les vases destinés à recevoir les objets de pansements peuvent être aseptisés par le feu ; pour cela il suffit d'y verser un peu d'alcool ou d'éther qu'on enflamme ; après quoi on y verse un peu d'eau phéniquée.

Quant aux mains de l'opérateur, elles seront lavées au savon et à l'eau chaude, passées à l'alcool, puis enfin frottées avec la solution de bichlorure de mercure à 1/1000 et soigneusement brossées. On veillera surtout à ce que la toilette des ongles soit parfaite.

Si vous avez des écorchures aux mains, pansez-les. Vous nettoierez de la même façon les abords de la lésion, plaie, ulcère, que présente le malade, ou toute région que vous voudrez rendre aseptique.

En supposant que votre pharmacie soit épuisée, employez de l'eau bouillie aussi chaude que possible pour satisfaire à ces prescriptions.

On aura également recours à ce liquide pour faire les grands lavages.

Quand vous ferez un pansement de plaie ou toute autre opération chirurgicale, vous ferez en sorte de ne toucher que des objets désinfectés. Si par suite d'un oubli, d'un accident quelconque, vos mains venaient à être souillées au cours de vos manœuvres, vous vous les laveriez une seconde fois ; vous n'emploierez jamais aucun instrument souillé sans l'avoir nettoyé à l'eau chaude et au savon et passé dans la solution phéniquée bouillante.

Tout pansement a pour but de maintenir une substance antiseptique en contact avec la lésion pour tuer les microbes qui l'ont contaminé et ensuite, d'isoler cette lésion pour empêcher les microbes de l'extérieur de venir s'y déposer.

Pour tuer les microbes on a recours aux antiseptiques avec lesquels on lave la lésion, puis à certaines poudres médicamenteuses, iodoforme, salol, acide borique qu'on y dépose.

Pour isoler la blessure, on place sur la poudre une couche de coton aseptiqué, enfermé dans une double enveloppe de gaze, afin d'empêcher les brins de coton de se coller aux tissus.

Ces deux dernières substances, peuvent elles-mêmes être chargées d'un principe médicamenteux, coton ou gaze boriqués, phéniqués, etc.

Une bande en gaze trempée dans une solution phéniquée maintient le tout.

En posant votre bande, vous aurez soin de ne pas la serrer au point de gêner la circulation, la peau ne doit jamais faire de bourrelet autour d'un pansement bien fait.

Pour arriver à ce résultat, roulez votre bande en commençant par le bord du pansement le plus proche de l'extrémité du membre. Si vous éprouvez quelque difficulté à obtenir ce résultat, au bas de la jambe par exemple, commencez votre pansement près des doigts de pied de façon à exercer partout une égale pression et refouler uniformément le sang.

Comme dernière condition de guérison des lésions chirurgicales, nous dirons à notre lecteur que le repos est une condition élémentaire.

Le repos a pour but de faciliter la réparation des tissus, et en outre d'empêcher ou diminuer la transpiration des patients.

La sueur sous les tropiques retarde énormément la cicatrisation des plaies, elle est même dangeureuse, car peu à peu elle imprègne les pansements et charrie des microbes. Pour lutter contre cet état de choses, vous placerez votre malade dans un endroit frais, et si la blessure siège à un membre, vous tiendrez ce membre plus élevé que le corps en le faisant reposer sur des sacs de sable ; puis plusieurs fois par jour vous ferez la toilette des parties avoisinant le pansement, avec de l'eau boriquée froide.

Nous ne décrirons pas toutes les formes de pansement ; avec du coton, des compresses de gaze et de bandes mouillées on arrive à faire très bien tous les pansements. Un pansement pratiqué avec toute l'asepsie voulue et protégeant bien la lésion répond à son but.

Si vous employez le coton avec un peu de prodigalité vous faciliterez beaucoup votre travail.

Disons un mot à présent des phénomènes morbides que présentent certains blessés :

Il vous arrivera peut être de trouver certains blessés quelques temps après l'accident dans un état nerveux très prononcé, délirant même ; dans ce cas il faut avoir recours aux calmants. Si votre malade peut boire, faites lui absorber XX gouttes de laudanum dans de l'eau sucrée ; mais si au contraire n'ayant pas de délire, ce sont des idées tristes qu'il exprime, s'il a l'esprit frappé, faites lui prendre un cordial.

Quand vous aurez à traiter un paludéen, si la lésion a été considérable, par exemple une fracture, une chute de cheval, faites lui prendre un gramme de quinine aussitôt après l'accident, souvent ces commotions donnent naissance à de violents accès de fièvre.

Les individus alités sont en outre sujets à la constipation, usez de lavements salés.

Dans certains cas assez fréquents sous les tropiques, même dans le cas de blessure légère, très peu de temps après avoir été blessé vous verrez votre malade se coucher, puis devenir rigide, l'œil fixe, les mâchoires serrées, retenant sa respiration et pousssant une plainte très faible, mais continuelle.

Usez alors de mille précautions antiseptiques ; c'est le tétanos.

Ne le touchez et n'approchez de lui qu'autant que les circonstances le commandent ; veillez surtout à bien panser les plaies que vous pouvez avoir aux mains, sur le corps ; lavez-vous au sublimé avant de le voir et après l'avoir vu ; n'oubliez pas que le tétanos est excessivement contagieux ;

(Pour le traitement, voyez *Tétanos*.)

Dans d'autres cas, quand l'individu est porteur de lésions étendues, donnant naissance à une suppuration abondante, il arrive que le malade présente de la fièvre continue ou rémittente, parfois même du délire.

Cette fièvre est dûe à l'absorption des toxines secrétées par les microbes de la suppuration. Dans ce cas il faut faire le pansement avec beaucoup de soin, le renouveler souvent et surtout nettoyer la plaie au moyen d'un jet d'eau salée très chaude. Vous donnerez ensuite à votre malade du vin de quinquina, du fer et un peu de quinine, 5o centigrammes par jour et en deux doses.

En cas de délire XX gouttes de laudanum en potion ou 2 grammes de chloral.

Plaies par instruments tranchants.

Aseptisez les parties environnantes, lavez la plaie avec de l'eau salée très chaude puis avec la solution de bichlorure à 1/1ooo. Rapprochez les bords de la plaie avec une bande de gaze aseptique à deux chefs dont on entrecroisera les tours ou au moyen de bandelettes de diachylon.

Compresse de gaze bichlorurée.

Coton, bandes. Laissez trois ou quatre jours le pansement en place. Arrosez le avec la solution de bichlorure sans le défaire.

Piquants.

Ces plaies sont généralement plus profondes que les précédentes et atteignent souvent les organes internes. Traitez soigneusement la plaie externe comme pour les instruments tranchants. N'essayez pas de faire pénétrer le liquide jusqu'au fond de la plaie. Même pansement.

Vous reconnaîtrez une plaie du poumon à l'écume sanglante qui montera aux lèvres du malade, aux crachats sanguins, à une hémorragie par la bouche, à la difficulté de la respiration qui devient haletante. Faites dans ce cas une injection d'ergotine au malade.

Repos absolu ; pas de mouvement ; diète.

Eviter à tout prix les refroidissements, la toux.

Si la fièvre apparaît, une complication pulmonaire est menaçante. Sulfate de quinine o gr. 5o. Faites respirer de la créosote fréquemment.

Les plaies de l'intestin se reconnaissent à l'état de
faiblesse du malade qui devient très pâle, le pouls est
petit surtout quand il se produit une hémorragie interne.
Diète absolue pendant 9 jours. Si la fièvre s'allume, glace
sur le ventre ; même pansement.

Contondants.

Plaies contuses (ex. : plaie par le choc d'une pierre).
Lavez soigneusement la plaie, débarrassez-la du dernier
atome de terre qui la recouvre, lavez les lambeaux de
peau, ramenez les à leur place en les maintenant au moyen
de bandelettes de diachylon. Pansez comme plus haut,
mais tenez-le bien humide. Glace sur le pansement si
possible.

Plaies par armes à feu.

La forme, l'étendue et les désordres produits varient
avec l'arme. Il faut traiter ces plaies comme des plaies
contuses. Veillez seulement à ce qu'il ne reste pas de
débris de vêtements dans la blessure. La présence de
quelques grammes de plomb dans le corps n'est pas dangereuse, ne cherchez donc à extraire la balle que si vous
la sentez facilement. Si vous trouvez un corps dur sur la
face opposée de la blessure et près de la peau, faites une
incision à ce point et retirez le projectile. Si la blessure
forme séton et siège à la partie externe d'un membre, faites
un grand lavage avec la solution phéniquée.

N'en faites pas si elle siège à la partie interne car c'est
dans cette région que se trouvent les vaisseaux et vous
pourriez déranger un caillot sanguin obturant une veine
ou une artère lésée.

Complications des plaies. — Hémorragie.

La perte de sang, si elle est faible et en nappe, s'arrête
sous l'influence d'un jet d'eau très chaude. Si cette

manœuvre est insuffisante, saupoudrez la plaie avec un gramme ou deux d'antipyrine et posez le pansement en le tenant un peu serré.

On reconnaît qu'une veine est lésée à un jet de sang noir et continu. Dans ce cas exercez avec les doigts une compression à quelques centimètres du bord de la plaie qui regarde une des extrémités du corps. La direction du jet vous dira parfois le sens du courant veineux.

On reconnaît une plaie d'artère à la forme du jet de sang qui est entrecoupé. A chaque battement du pouls correspond un jet de sang. Dans ce cas vous ferez la compression entre le tronc et la plaie ou entre le cœur et la plaie.

Il peut être nécessaire de continuer la compression assez longtemps; aussi si vous êtes inquiet, saisissez un charbon ardent et éteignez-le au point d'où part le jet de sang.

Saupoudrez la plaie de poudre d'iodoforme bien pulvérisée et pansez comme plus haut. Repos.

Suppuration. — Atonie.

La suppuration est une complication fréquente des plaies sous les tropiques; la plaie ne cicatrise pas, devient pâle, creuse ou présente des bourgeons charnus pâles; dans ce cas, il faut faire les pansements avec beaucoup de soin et saupoudrer les tissus malades avec une poudre composée à parties égales de charbon, de quinquina et d'iodoforme, et traiter l'état général du malade. Soignez surtout l'anémie qui est la cause de tout le mal.

* Gangrène.

Il arrive parfois chez les grands anémiés et les impaludés qu'une portion de tissu, surtout dans les plaies contuses, noircisse, se putréfie et répande une odeur infecte. Dans ce cas, prenez un charbon ardent ou des fers au rouge sombre et détruisez tous ces tissus. Parfois, cette portion de tissus se détache d'elle-même, mais n'attendez pas ce résultat ; pansez ensuite avec la poudre composée citée plus haut. Donnez 0,50 de quinine contre la fièvre qui accompagne ces lésions et tonifiez votre malade.

* Tétanos.

Nous avons déjà dit un mot de cette maladie dans les données générales. Le tétanos n'est pas une lésion localisée, c'est une infection générale de l'organisme par les toxines d'un microbe importé sur une plaie quelconque.

La maladie consiste en une contracture généralisée des muscles ; cette contracture débute le plus souvent par les muscles de la mâchoire, ce qui donne au visage une expression spéciale.

Enfin, la plus petite impression, la lumière trop vive, la secousse imprimée au malade par la marche d'une personne suffisent pour faire naître des crises de crampes où le malade se met en arc de cercle.

Le malade meure asphyxié quand survient la contraction des muscles de la poitrine.

Pour éviter le tétanos, ayez soin de ne jamais garder de plaies ou d'excoriations sans un pansement, ne fut-ce qu'une couche de collodion ; ne laissez jamais de terre sur vos plaies et surtout ne touchez pas aux chevaux ni à leurs déjections quand vous vous êtes blessé.

Traitement. — Il faut isoler le malade dans un lieu obscur, éviter toute excitation capable de réveiller les spasmes ; on lui donnera du chloral en lavement à haute dose (8 à 20 grammes par jour) ou en potions et de la morphine (5 à 10 centigrammes par jour) ; n'ayez aucune crainte d'augmenter les doses.

Cautérisez profondément avec un fer rouge la plaie ou les plaies ; badigeonnez-les avec de la teinture d'iode et pansez à l'iodoforme.

Ulcères.

Les ulcères sont des plaies à bords déchiquetés à l'em-
porte-pièce et qui suppurent ; suivant les pays où on les
trouve, ils portent différents noms : plaies annamites, ulcères de Mozambique, etc.

Traitement. — Lavez ces plaies avec de l'eau salée très
chaude, puis à la solution de bichlorure. Employez la poudre au charbon, à l'iodoforme, etc.

Pansement au coton. Le repos le plus absolu et un bon
régime sont nécessaires à leur guérison.

Presque tous les ulcères proviennent de piqûres de
moustiques ou de bourbouilles qu'on a grattées avec des
ongles sales.

Lymphangite.

Vous avez vu des bubons vénériens, des poulains, le
bubon est une lymphangite, occasionnée par un chancre.
Vous pouvez avoir une lésion semblable à la suite d'une
plaie négligée. Si la plaie siège au pied, à la jambe, vous
aurez un chapelet de bubons à la face interne de la cuisse
et à l'aine ; pour les plaies de la main, c'est à l'aisselle ;
pour celles de la face, au cou.

Vous noterez sur la peau une série de trainées rouges se
rendant vers autant de ganglions engorgés. Cette affection
s'accompagne de douleur, de chaleur et de tuméfaction des
régions internes. Abandonnée à elle-même la maladie se
termine par la suppuration de tous ces bubons.

Traitement. — Lavez à l'eau salée très chaude les plaies
si petites qu'elles soient qui ont donné naissance à la lymphangite. Recherchez les plaies jusque sous les ongles, il
n'y a pas de lymphangite sans plaie.

Lavez tout le membre à l'eau chaude et au savon, puis
à la solution de sublimé au millième, cautérisez les plaies
à la teinture d'iode puis pansez au coton et à l'iodoforme.

Vous étendez ensuite une couche de savon mercuriel de
Spillmann sur les bubons et vous envelopperez tout le

membre dans du coton. Combattez l'embarras et la fièvre gastrique par la quinine et les purgatifs. Si les bubons suppurent, appliquez à chacun d'eux le traitement de l'abcès.

Abcès.

Au point où se forme un abcès la peau est rouge, tendue ; il existe une douleur sourde et en même temps le malade présente un peu de fièvre. Quand le pus se forme, la fièvre et la douleur augmentent. Enfin, en posant simultanément les deux mains sur la zone douloureuse et pressant légèrement et alternativement, avec un ou deux doigts, deux points assez espacés de l'abcès, vous éprouverez une sensation de reflux du pus du point pressé vers celui qui ne l'est pas.

Vous rechercherez ce signe dans tous les abcès car on peut ainsi déceler la présence du pus dès qu'il se forme. Incisez l'abcès, vous en abrégerez la durée, bien avant que le contenu ne se soit fait jour à l'extérieur.

Traitement. — Première période, période d'inflammation :

1º Aseptisez tout le membre ou la région, en le lavant à l'eau savonneuse, à l'alcool et au Van Sweten, faites une toilette soignée des ongles ;

2º Pansez toutes les petites plaies, écorchures, etc., que vous y rencontrez. Nettoyez de même la région rouge enflammée, puis faites sur ce point une onction avec le savon mercuriel de Spillmann. Pansement au coton sec et repos absolu. Soignez l'embarras gastrique. A ce moment l'abcès peut avorter. Si au bout de quelques jours le pus se forme vous recommencerez la toilette du membre, puis avec des mains et un bistouri bien aseptiques vous ferez une incision au point où le pus présente son maximum de fluctuation. Que l'incision soit nette et suffisamment large pour que les matières puissent sortir librement. Plus l'incision est large plus l'abcès guérit vite. Enfin si vous constatez un décollement considérable de la peau formant une poche pouvant contenir de 100 à 500 grammes de pus, vous chercherez avec une sonde cannelée, introduite par la première ouverture, le point le plus déclive de la poche et vous ferez à ce point une nouvelle incision. L'incision faite, l'abcès vidé, vous faites passer dans la poche 2 ou 3 litres d'eau salée très chaude, puis en dernier lieu 1 litre de solution de sublimé à 1 pour 1000. Vous laisserez environ 20 grammes de cette solution dans la poche.

Pour faciliter l'écoulement du pus vous placerez dans chaque incision un drain en caoutchouc bien aseptique que vous attacherez extérieurement, au moyen d'un fil collé à la peau avec du collodion, afin qu'ils ne soient pas avalés par la poche.

Toilette au sublimé, supprimez le savon mercuriel et faites un pansement un peu compressif, au coton bien imbibé de sublimé.

2e Jour. — Arrosez le pansement au sublimé. Si l'abcès suppure, agissez comme le premier jour ; retirez les drains, lavez-les au sublimé et remettez-les en place. Quand les parois de l'abcès commencent à se recoller, les drains tendent à s'échapper de la place, à ce moment vous pourrez raccourcir tous les jours vos drains.

En dernier lieu il ne reste plus qu'une petite plaie garnie de bourgeons charnus. Si ces bourgeons ne sont pas trop exubérants vous les toucherez légèrement au crayon de nitrate d'argent.

Phlegmon.

On appelle phlegmons des abcès très étendus occupant toute une région ; nous ne les décrirons pas, les symptômes étant ceux de l'abcès et la médication étant la même.

Vous devrez seulement en cas de phlegmon, multiplier vos incisions suivant l'étendue de la poche et autant que possible ne pas laisser de culs-de-sac non incisés.

Brûlures.

Quel que soit le degré de la brûlure, la première indication est de combattre la douleur. Quand la brûlure est peu étendue vous arriverez à ce but en versant sur le point douloureux la solution suivante :

> Antipyrine...... 1 gramme.
> Eau .... 100 »

Si la peau et le derme existent encore vous arroserez ensuite ces régions de liniment oléo-calcaire et vous les recouvrirez d'une bonne couche de coton.

Lorsque la brûlure sera plus profonde vous ôterez de la plaie les débris de charbon, terre, etc., qui pourraient la souiller puis vous ferez un pansement au coton imbibé d'huile phéniquée.

Pour soulager le malade vous lui donnerez une potion calmante contenant 2 grammes de chloral ou mieux encore vous lui ferez une injection d'un ou deux centigrammes de morphine.

Dans les brûlures étendues comprenant le corps entier, brûlures causées par la vapeur d'eau lors de l'explosion d'une chaudière, par exemple, vous aurez alors à soigner des hommes bouillis dont la peau blanche est dure comme du cuir neuf, dont les yeux sont cuits, qui demandent la mort quand leur langue épaisse et cuite leur permet d'articuler un son.

Chez ces gens il n'y a pas de traitement curatif à appliquer, surtout si la respiration est haletante, si le malade se plaint d'étouffer, votre rôle consistera à soulager le malade. Vous couperez donc les vêtements et les lambeaux de peau qui y adhèrent, vous déposerez le patient sur des couches de coton avec lesquelles vous l'envelopperez. S'il se plaint du froid vous pousserez près de lui des bouteilles d'eau chaude et en outre vous lui ferez des injections de morphine à discrétion en commençant par une dose de cinq centigrammes jusqu'à ce que la mort vienne mettre fin à son supplice.

Pour les brûlures très étendues du même genre, mais superficielles, vous ferez un pansement au coton et au liniment et au besoin vous ferez quelques piqûres de morphine de 1 centigramme. Vous veillerez à entretenir chez vos malades la liberté du ventre, vous les tiendrez assis dans leur lit pour éviter les congestions du poumon qui sont fréquentes chez les gens brûlés. Vous leur donnerez souvent un peu de café noir quand les grandes douleurs seront passées. Enfin si vous avez sous la main les moyens de fabriquer de l'oxygène vous leur en ferez respirer une cinquantaine de litres par jour.

Ongles incarnés.

Traitement. — Le repos au lit et les bains phéniqués très chauds et fréquents formeront la base du traitement si les chairs sont ulcérées. Quand l'inflammation aura diminué d'intensité, vous ramollirez l'ongle à sa partie médiane en le mouillant avec une solution de potasse à un pour cent d'eau, puis vous râclerez avec une lame de bistouri la partie amollie pour l'amincir. Vous renouvellerez 3 ou 4 fois ce râclage et ensuite vous exercerez une légère pression sur le point aminci de façon à faire saillir le bord de l'ongle qui s'enfonce dans les chairs. Une fois ce bord relevé, vous le maintiendrez dans sa nouvelle position en glissant sous le bord anguleux de l'ongle correspondant à la partie malade 2 ou 3 brins de charpie bien aseptique. Pansement simple au sublimé.

Cors.

Vous pourrez les ramollir avec la solution de potasse et les couper avec un instrument bien aseptique.

Contusions.

Lotions avec la solution du sublimé pour aseptiser la partie contuse, puis lotion répétée avec de l'eau salée, fraîche ou glacée ; compression légère exercée au moyen d'une bande pour hâter la résorption du sang épanché dans les tissus. Quand une articulation a été contusée le repos est toujours nécessaire.

Entorse.

L'entorse est produite par la déchirure des ligaments qui entourent une articulation. Au premier moment la douleur est excessivement vive, puis bientôt l'articulation enfle et on voit paraître une couleur bleuâtre des tissus, indiquant que de nombreux petits vaisseaux ont été rompus.

Traitement. — 1° Repos ; 2° appliquer le même traitement que pour la contusion.

Traitement curatif. Massage. Pour masser il faut promener doucement la paume de la main ou la pulpe des doigts sur la partie malade et toujours dans le sens de la circulation veineuse.

Doux et léger au commencement de l'opération, le massage doit devenir à la fin vigoureux et énergique.

Entre les séances on pose une bande faisant compression sur la lésion.

Chaque séance doit durer de 10 à 20 minutes.

Une séance par jour suffit.

Fractures.

Bien que le diagnostic et le traitement des fractures nécessitent la présence d'un praticien, nous écrirons cependant sur ce sujet quelques lignes pour guider l'explorateur qui peut être appelé à donner des soins à des blessés de cette catégorie.

Si vous êtes appelé près d'un individu venant de faire une chute ou ayant reçu un choc, vous pourrez, *a priori*, supposer une fracture, ou tout au moins une lésion grave, en constatant l'immobilité du blessé ou en remarquant un geste de la ou des mains ayant pour but de soutenir et de maintenir dans sa position normale l'extrémité du membre où siège la fracture présumée.

Vous déshabillerez complètement votre blessé et vous le coucherez sur un plan bien horizontal pour l'examiner, et toutes les fois qu'il s'agira de remuer le membre blessé, vous aurez soin de soutenir le segment siégeant au-dessous du point douloureux indiqué en le maintenant dans l'axe du segment supérieur.

A quels signes pourrez-vous reconnaître une fracture ?

Le plus souvent le malade vous dira qu'il a perçu un craquement à un certain point du corps au moment du traumatisme. Enfin, vous, de votre côté, vous constaterez que le membre, s'il s'agit d'un membre, n'a plus sa position normale ; que le pouce de la main ou du pied, en prenant la main et le pied comme indicateur, est tourné en dedans vers le tronc.

Ce fait sera surtout sensible pour vous si vous pouvez faire tenir le malade debout. Vous noterez encore quelquefois un raccourcissement du membre et enfin, l'impossibilité pour le malade de s'en servir.

Dans votre examen prenez comme terme de comparaison le membre sain, suivez les lignes osseuses sur l'un et l'autre membre et si vous trouvez un point osseux mobile sur le membre malade, vous aurez la certitude que la fracture existe et d'en avoir déterminé le lieu.

Traitement. — Le traitement de toute fracture comporte deux opérations :

1° la réduction ; 2° la coaptation.

Réduction. Par suite de la contraction des muscles qui ne sont plus tendus, les deux fragments de l'os brisé chevauchent le plus souvent l'un sur l'autre, excepté dans les membres où il existe deux os et où l'un d'eux est resté sain, celui-là servant de tuteur au premier. La réduction a pour but de détruire ce chevauchement ; la réduction comprend deux manœuvres : L'extension et la contre extension.

Ces deux manœuvres sont corrélatives l'une de l'autre.

Le malade étant couché sur le dos, pour faire l'extension vous enroulez autour du segment inférieur du membre où siège la fracture une pièce de linge, une forte bande en grosse toile et vous tirez sur cette bande en suivant une ligne passant exactement par l'axe du membre.

Pour faire la contre extension vous pouvez fixer le malade à la tête du lit au moyen d'un drap que vous lui passez entre les jambes ou sous l'aisselle. En un mot vous vous livrez à ce moment à ce jeu d'enfant qu'on appelle en France tirer la grenouille, à cela près que c'est un blessé qui remplace le bâton.

Pendant que des aides se livrent à ces manœuvres, le chirurgien de son côté pratique la coaptation, c'est-à-dire qu'il exerce une pression habile sur les deux extrémités osseuses pour les remettre en présence. Pour arriver à ce résultat et surtout maintenir le travail fait, il profite de ce moment pour disposer autour du membre du malade trois ou quatre planchettes garnies de coton et de compresses qu'il maintient au moyen d'une bande. Le pansement posé il s'agit d'empêcher les fragments de revenir chevaucher l'un sur l'autre.

Vous supprimerez les aides de la façon suivante :

Pour le membre inférieur, vous tiendrez les pieds du lit plus élevés que la tête de façon que le poids du corps pratique une contre-extension permanente et vous remplacerez les aides de l'extension par une série de poids exerçant une traction continue dans l'axe du membre en les suspendant à une corde tirant suivant cet axe et passant dans une poulie de renvoi attachée à une hauteur convenable ; pour le membre supérieur, placez le bras dans une gouttière.

Il peut arriver que les fractures se compliquent de plaies, causées soit par une extrémité osseuse, soit directement par le choc d'un corps étranger.

Si aucune extrémité osseuse ne fait saillie, vous réduirez la fracture et vous panserez cette plaie comme plaie contuse.

Si au contraire une extrémité osseuse fait saillie, tentez la réduction mais n'insistez pas surtout si vous éprouvez une sensation de crépitation analogue à celle produite par des noix qu'on remue dans un sac. Le cas nécessite une intervention chirurgicale.

Dans ces cas compliqués vous ferez une toilette de tout le membre et de la plaie ; quand vous vous serez assuré que l'aseptie de la région blessée est parfaite, vous placerez un pansement ouaté à l'iodoforme sur la plaie, puis vous enroulerez tout le membre dans plusieurs couches de coton de façon à lui donner une forme cylindrique et vous donnerez de la rigidité à ce cylindre en le couvrant d'une carapace de planchettes taillées dans des côtes de palmiers. Repos absolu. Vous appellerez un chirurgien ou vous ferez transporter à l'endroit où vous pourrez recevoir des soins appropriés si vous êtes explorateur.

Les complications les plus ordinaires de ces fractures comminutives sous les tropiques sont le tétanos et la gangrène gazeuse.

Piqûres de serpents, de scorpions.

Si vous ne voyez pas l'animal qui vous a piqué, vous reconnaîtrez la piqûre d'un serpent à ce qu'il existe toujours deux plaies ou deux éraflures correspondant aux crochets. Enfin la douleur et l'engourdissement du membre, l'anxiété, puis bientôt la gêne respiratoire vous serviront d'indice.

Traitement. — Aussitôt piqué, liez le membre au-dessus de la piqûre et buvez abondamment.

Faites vous faire aussitôt une série d'injections sous-cutanées autour de la piqûre avec le liquide suivant :

     Permanganate de potasse........   1 gramme.
     Eau 100   »

Buvez abondamment du café ou du thé chaud dans lequel vous aurez versé une bonne dose d'alcool.

Faites tuer le serpent si c'est possible ou un autre serpent, faites-lui couper la tête, prenez le corps et recueillez-en le sang dans un vase bien aseptisé et injectez au blessé avec une seringue de Pravatz 2 ou 3 grammes de ce sang. Si vous possédez du sérum du docteur Calmette injectez-le au lieu de ce sang.

Enfin, il est possible qu'une personne soit piquée au moment où elle n'a personne pour la secourir et aucun de ces agents sous la main. Dans ce cas, le premier soin est de faire la ligature du membre, de faire une incision profonde en forme de croix au niveau de la piqûre et la faire saigner abondamment puis de boire beaucoup pour retarder l'absorption du poison.

Le sérum du Docteur Calmette peut être employé à n'importe quel moment de la maladie, mais si la piqûre date de plusieurs heures, on devra forcer le nombre des injections, de même pour le sang de serpent.

Quant à la conduite à suivre pour le reste de la médication, elle est simple : lait, café ou thé avec de l'alcool à discrétion ; faire suer et uriner le malade.

Piqûre de scorpion.

Une seule petite plaie, analogue à celle d'une piqûre d'abeille mais plus douloureuse.

Cautérisez la plaie avec un peu d'ammoniaque ou faites au point douloureux immédiatement une injection avec la solution de permanganate ; généralement au bout de deux heures, la douleur a disparu.

Piqûre de scolopendre (bêtes à mille pattes).

Deux petites plaies, la scolopendre laisse sur la peau une traînée rouge partout où elle a passé.

Mêmes soins que pour les piqûres de scorpions. Souvent la piqûre de la scolopendre occasionne un mouvement fébrile.

Piqûre d'abeille.

Ammoniaque. — Les explorateurs seront sujets à être attaqués par des essaims d'abeilles. Si les piqûres sont multiples, il faut les laver à l'eau ammoniacale et, en outre, retirer les dards qui restent dans les plaies sans les presser.

Appliquez une feuille de papier gommé légèrement humide, posez-la sur la région où siègent les piqûres ; laissez sécher, puis soulevez le papier qui entraînera les dards.

MALADIES CUTANÉES

* Bourbouilles (lichen tropicus).

Plaques rouges plus ou moins rapprochées, couvertes de vésicules remplies d'eau et causant une démangeaison intolérable. Ces plaques peuvent se réunir et couvrir tout une région, dos, ventre, avant-bras, front.

Traitement. — Éviter le soleil et la sueur ; s'abstenir de douches froides, et des lotions savonneuses.

Lotions fréquentes avec de l'eau de Vichy tiède ou de l'eau contenant 2 grammes de bicarbonate de soude. Si les bourbouilles sont ulcérées (suite de grattage avec des ongles sales), lotion avec de l'eau boriquée tiède.

Contre les démangeaisons. Toucher les plaques avec une solution d'antipyrine, à 1 gramme pour 100 d'eau.

Saupoudrez les plaques avec de la poudre de talc finement pulvérisée.

* Gale.

Petites vésicules un peu plus grosses que celles des bourbouilles, dues à la présence d'un ascaride et causant une démangeaison très vive, surtout le soir. Rare chez l'Européen, la gale est très fréquente chez les indigènes où elle apparaît sous formes de grosses vésicules analogues à celles des boutons de variole et de même couleur.

Traitement :

1° Frictionner vigoureusement la peau avec du savon noir (presque partout les indigènes en fabriquent);

2° Frictionner avec vigueur les vésicules avec un morceau de drap couvert de fleur de soufre, de façon à faire pénétrer le soufre dans les vésicules (le soufre est importé très loin à l'intérieur des terres).

Recommencer jusqu'à parfaite disparition des démangeaisons.

Contre les plaies ou croûtes qui résultent des frictions, lotions avec eau boriquée à 25/1000.

Contre la gale pustuleuse, frictions énergiques avec une solution composée de polysulfure de calcium.

Faites bouillir au bain-marie 100 grammes de chaux vive et 200 grammes de soufre dans deux litres d'eau. Vous obtiendrez un liquide jaune orangé que vous conserverez dans un flacon bien bouché. Nous préférons ce liquide à toutes les pommades soufrées contre la gale, quelles qu'elles soient.

* Herpès.

L'herpès se présente sous formes de plaques brunâtres à bords dentelés. Les dentelures sont en forme de demi-circonférence ; il siège de préférence aux environs des parties génitales et à la face interne des cuisses, et cause des démangeaisons vives.

Traitement. — Lotions avec la solution de permanganate à 1 pour 100, ou solution de polysulfure de calcium. Une application continue d'eau glacée sur les plaques herpétiques les fait rapidement disparaître.

Morpions.

Traitement. — Lotion avec une solution de bichlorure de mercure à 1 gramme pour 100 gramme d'eau ou mieux friction avec le savon mercuriel de Spilmann.

Ces deux moyens donnent souvent lieu à de l'erythème (rougeur avec démangeaison). Aussi si vous pouvez avoir de la glace, faites une simple application de glace sur la région où siègent ces parasites. Le pou du pubis des pays tropicaux ne résiste pas au froid.

Poux.

Procédé chinois. — Se placer autour du corps une bande de flanelle de 1 ou 2 centimètres de large enduit d'onguent ou de savon mercuriel. Le contact avec la peau n'est pas nécessaire, ce sont les vapeurs mercurielles qui agissent. Soins de propreté.

Cram-Cram. — Poils à gratter.

Certaines plantes produisent un duvet soyeux dont les brins se piquent à la peau et causent une irritation très désagréable, même pénible.

Ayez toujours un peu de terre glaise stérilisée par le feu. Si vous êtes piqué délayez cette terre dans de l'eau et enduisez-vous les parties piquées d'une mince couche de terre mouillée. Laissez sécher et la terre en tombant entraînera les poils ; les démangeaisons cesseront aussitôt.

Chique.

La chique est une espèce de puce dont la femelle vient se loger de préférence entre chaire et peau et sous les ongles des gens qui marchent pieds nus. On est prévenu qu'une chique essaie de perforer le derme plantaire par un chatouillement qu'on ressent au point où elle a commencé son travail.

Quand l'animal est arrivé à ses fins il occasionne de vives douleurs car le ventre de la femelle fécondée devient gros comme un petit pois et comprime les tissus voisins.

Extérieurement on aperçoit sous la peau un point noir, c'est le ventre de la chique.

Traitement. — Incisez la peau, énucléez l'animal de sa loge autant que possible sans l'écraser et badigeonnez le trou formé avec de la teinture d'iode.

Pour éviter les chiques il ne faut jamais aller nu pieds sur les parquets et surtout dans les terrains sablonneux.

Ver de Médine.

Ver long d'environ 50 centimètres se développant sous la peau ou au voisinage des masses musculaires.

On contracte ce ver surtout au commencement de la saison des pluies.

Les gens exposés à travailler dans l'eau en sont surtout atteints.

On ne reconnaît généralement la présence du ver de médine que lorsqu'il a atteint son développement.

A ce moment on constate au point où il siège de l'œdème (enflure) comme si ce point était menacé d'un vaste abcès. Le malade éprouve des douleurs vagues, cet état peut durer plusieurs mois.

Au bout de ce temps, à la suite de fatigues ou même spontanément à un point donné de la région il se forme un abcès et le ver ou une partie du ver sort avec le premier jet du jus.

Ne brisez pas le ver, enroulez-le sur un petit morceau de diachylon et chaque jour tirez légèrement dessus.

Faites le pansement d'un abcès simple.

Pendant la période de développement de l'animal on arrive à le tuer en faisant des frictions mercurielles sur les points douloureux.

Le ver de médine siège surtout aux jambes, il est plus fréquent chez l'indigène que chez l'européen. Veillez aux plaies des jambes qui lui servent de porte d'entrée.

* Maladies des yeux.

Pour toutes les maladies des yeux qui pourraient vous arriver faites-vous au moyen d'un bock de copieuses injections d'eau boriquée très chaude à 25/1000.

Si vous voulez éviter les maladies des yeux sous les tropiques, ne couchez pas en plein air ; ne vous couchez pas non plus sur les nattes des cases indigènes, ces nattes étant souvent souillées par du pus blennorrhagique et par une foule de microbes que laissent les gens qui s'y sont couchés avant vous.

Maladies des oreilles.

Faites 3 fois par jour des injections abondantes dans l'oreille malade avec de l'eau boriquée très chaude à 25/1000, puis séchez bien le canal auriculaire jusqu'au fond avec un peu de coton hydrophile enroulé autour d'un stylet, d'un brin de jonc, etc. Insufflez dans le canal un peu d'acide borique en poudre bien pulvérisée et placez 2 tampons de coton, un petit que vous pousserez aussi profondément que possible sans douleur et un plus gros pour obstruer le canal. Quand vous souffrez des oreilles examinez toujours la gorge et les narines qui peuvent être la cause première du mal. Si elles sont enflammées : lotions avec la solution boriquée chaude.

Si la douleur est trop vive, potion calmante au chloral. Petit badigeonnage à la teinture d'iode derrière l'oreille (rocher).

* Maladies vénériennes. — Chancre mou.

Ulcérations douloureuse à bords découpés ayant de la tendance à s'étendre et apparaissant dans le courant des premiers jours qui suivent le coït infectant.

Le chancre nait le plus souvent sous forme d'un petit bouton blanc qui en crevant laisse l'ulcération à nu. En pressant le chancre à la base, les tissus paraissent plus ou moins mous.

Traitement. — Toucher le chancre deux fois par jour avec la solution de bichlorure au 1/1000 et aussi chaude que possible. Si le chancre a des tendances à s'étendre, saupoudrez le entre les lavages avec de la poudre d'iodoforme (la poudre d'iodoforme tonifie les tissus et fait naître à la base du chancre une fausse induration).

* Chancre induré.

Ulcération non douloureuse, à fonds grisâtre. Quand on en pince avec les doigts la base on éprouve le plus souvent la sensation que donnerait un anneau flexible cartilagineux. Le chancre induré est le premier accident de la syphilis, il apparait dans les 20 ou 30 premiers jours qui suivent le coït infectant. Il est toujours accompagné d'un engorgement presque indolore des ganglions de l'aine.

Même traitement que pour le chancre mou.

Chancre mixte.

Produit par double contamination, le chancre mixte doit être traité comme le chancre induré.

Bubon.

Les bubons ou poulains sont le résultat d'une lymphangite due au chancre ; vous les traiterez donc comme les abcès de la lymphangite simple ; mais s'ils sont appelés à suppurer vous prendrez certaines précautions. Vous ne les laisserez pas s'ouvrir seuls, car si, *à priori*, le bubon peut se cicatriser comme un abcès ordinaire il peut aussi être inoculé par le pus du chancre et devenir un chancre véritable dont la guérison es très longue à obtenir.

Quand vous sentirez un bubon sur le point de crever vous commencerez par raser tous les poils du malade, isoler le chancre sous une forte enveloppe de coton et rendre toute la région parfaitement aseptique au moyen de trois lavages à l'eau savonneuse, à l'alcool et au sublimé (même opération pour les mains de l'opérateur). Puis au moyen d'un bistouri ou d'une lancette vous ferez une petite incision ou point où le pus semble faire saillie.

L'abcès vidé vous y ferez un grand lavage avec la solution de sublimé à 1/1000 puis vous placerez un petit drain dans la plaie. Vous recouvrirez le tout d'une forte couche de coton et vous recommanderez à votre malade de ne pas y porter les mains. Repos. Prendre les mêmes précautions pour tous les pansements qui suivront.

* Uréthrite.

Aussitôt l'uréthrite reconnue faites de grands lavages du canal avec la solution suivante : Bichlorure de mercure, 1 gramme ; eau, 10 litres.

Pour faire vos lavages vous emploierez un bock et vous ferez passer dans le canal de l'urèthre au moins un litre de cette solution aussi chaude que possible. La solution ne doit causer aucune douleur, si vous aviez du mal à la supporter il faudrait l'étendre d'eau bouillie.

Avant de faire le lavage vous aurez soin d'uriner et pendant l'injection vous tiendrez le petit doigt près des bourses, pressant la racine du canal pour empêcher le liquide de passer dans la vessie.

Vous ne devez pas fermer le méat urinaire mais le laisser libre pour permettre au liquide de refluer au dehors.

Faites au moins trois lavages par jour.

Vous prendrez en outre 4 grammes de salol par jour, par paquet de 25 centigrammes.

Portez un suspensoir. Lavez-vous soigneusement les mains et évitez de vous toucher les yeux de crainte d'y porter du pus blennorrhagique qui causerait une conjonctivite très grave.

Régime. — Vous ne ferez usage d'aucun diurétique, sauf du café noir léger. Evitez les épices, piments, etc. Comme boisson vous prendrez du vin coupé d'eau et vous prendrez la même quantité de vin que de coutume.

Combattez l'anémie qui entretient souvent l'uréthrite.

Orchite.

Contre l'orchite blennhorhagique, vous ne pourrez guère employer que l'ancienne méthode : repos au lit, onctions avec le savon ou l'onguent mercuriel sur les bourses que vous ferez reposer sur une planchette échancrée garnie de coton.

Lorsque la période aiguë sera passée, vous prescrirez une potion journalière, avec o gr. 5o d'iodure de potassium.

Combattez au début, par un purgatif salin, l'embarras gastrique.

Vous pourrez, sous les tropiques, être atteint d'orchite, après un accès de fièvre violent, sans avoir d'uréthrite.

Vous traiterez cette orchite paludéenne par le repos et vous prendrez chaque jour la potion à l'extrait de quinquina et à la liqueur de Boudin que nous donnons au formulaire et, en outre, une potion contenant V gouttes de teinture d'iode.

* Syphilis.

Nous ne décrirons pas la syphilis, cette maladie demandant un développement que ne comporte pas le but de cet ouvrage. Nous ne donnerons que les premiers symptômes.

L'explorateur qui, au cours d'un voyage se trouverait infecté, s'il est soucieux de sa santé et des siens, devra considérer cette maladie comme un motif suffisant pour suspendre ses opérations et revenir en arrière, car si la syphilis contractée en Europe évolue normalement sous les tropiques, sans que les phénomènes morbides présentent plus d'intensité que sous nos climats, la syphilis contractée par un homme anémié au contact d'un indigène, prend rapidement un caractère grave et pernicieux.

A quels signes reconnaît-on la syphilis ?

Inoculation du chancre.

Si vous êtes porteur d'un chancre suspect, que vous ayez des doutes sur sa nature, prenez un peu de pus de ce chancre sur une lancette et vaccinez-vous au bras. Si un autre chancre se forme, il s'agit d'un chancre mou, si aucune ulcération ne se produit, il y a lieu de penser que le chancre est syphilitique. Pour éviter toute erreur, il faut faire cette inoculation dès les premiers jours de l'apparition du premier chancre.

Les accidents secondaires viennent rapidement éclairer le diagnostic.

Parmi ceux-ci, nous citerons la roséole, caractérisée par une éruption de taches à peine saillantes, d'une couleur rose tranchant avec celle de la peau ; elles siègent sur tout le corps. La durée de la roséole est souvent éphémère, parfois, sous les tropiques, la syphilis présente une roséole plus accentuée, les taches d'abord roses prennent une couleur jambonnée, donnant à la peau l'aspect d'une peau de panthère (syphilis grave).

Ne prenez pas pour des syphilides les taches jambonnées que laissent les cicatrices provenant des piqûres de moustiques ulcérées. Après la roséole, viennent les plaques muqueuses, qui siègent habituellement dans la gorge, sur la langue, à l'anus, sur le gland, etc.

Au début, ce sont de petites papules plus ou moins saillantes, bientôt dépourvues d'épiderme, à surface grisâtre ou brun violacé ou livides, rugueuses ou granulées, avec érosions et parfois ulcérations.

Dès que se montrent les accidents secondaires, il faut recourir au traitement.

Pendant les premiers mois, il faut donner le mercure.

Prenez le matin, dans du lait, une grande cuillerée à soupe de liqueur de Van Swieten, solution de sublimé à 1 pour 1000.

Au bout de deux ou trois jours si elle est bien supportée prenez une deuxième cuillerée le soir.

Pour corriger les maux d'estomac ou la diarrhée que donne souvent ce médicament vous verserez dans chaque cuillerée deux ou trois gouttes de laudanum.

Contre les plaques muqueuses vous emploierez cette même liqueur de Van Swieten en gargarismes ou en lotions.

Dès que vous commencerez à faire usage du mercure vous devrez soigneusement et fréquemment vous bassiner la bouche avec la solution suivante :

> Chlorate de potasse.....   10 grammes.
> Eau.....................   500   »

et prenez grand soin de vos dents et de vos gencives.

Suivez un régime tonique et fortifiant.

Soins aux Noyés. — Foudroyés.

Débarrassez le noyé de ses vêtements ; réchauffez-le au moyen de linges secs et chauds ; frictions sèches énergiques sur le corps. Lavement de café noir chaud. Une injection sous-cutanée de caféïne. Respiration artificielle. Nettoyez le nez et la bouche du patient. Placez-vous derrière la tête du malade, saisissez à pleines mains les bras près des coudes.

1er Mouvement correspondant à l'inspiration ; mettez les bras du noyé en croix, puis ramenez-les des deux côtés de la tête et un peu en arrière, pour dilater la poitrine.

2me Mouvement expiration. Ramenez les bras à leur position première en exerçant une légère pression sur la paroi thoracique.

Continuez ces mouvements jusqu'à ce que la respiration se rétablisse.

Pendant qu'on pratique la respiration artificielle il est bon d'exercer des tractions rythmées de la langue.

Souvent les noyés revenus à la vie sont sujets à des congestions pulmonaires consécutives ; vous préviendrez ces suites en les tenant chaudement et en leur faisant prendre du café noir au rhum. Mêmes soins pour les foudroyés.

Maux de dents.

Si le mal de dents provient d'une dent gâtée, il suffit pour le faire disparaître, de cautériser cette dent avec un peu d'acide phénique neigeux et de garnir de coton la cavité dentaire.

Quand le mal de dents revèt la forme de névralgies, au moment de la crise, prenez o gr. 5o d'antipyrine dans un peu de café noir.

Les abcès proviennent toujours de microbes vivant sur la muqueuse de la bouche ou des gencives. Il faut donc aseptiser la cavité buccale ; vous vous rincerez la bouche fréquemment avec :

> Eau boriquée........ 1 litre.
> Laudanum.......... XX gouttes.

QUATRIÈME PARTIE

FORMULAIRE

Mesures de capacité et poids.

Une cuillerée à café d'eau........ =   5 grammes.
  »   à dessert...... .... = 10   »
  »   à bouche....... ... = 15   »
Un verre ou 8 cuillerées à bouche = 120   »

La substance non tassée, dépassant les bords de la cuillère, ayant été préalablement enlevée avec un couteau, le poids d'une cuillerée à bouche de :

Sulfate de soude...... = 13 grammes.
  »   de magnésie... = 13   »
Citrate de magnésie... = 7   »

Le poids d'une cuillerée à café de :

Sulfate de quinine........ =   1 gr. 70
d'Antipyrine .... =   3 gr.
de Salicylate de bismuth.. =   1 gr. 40
de Calomel.............. = 11 gr.
de Santonine .... =   2 gr. 40
de Bicarbonate de soude... =   2 gr. 50

Pour obtenir des doses moindres ou plus fortes, tassez la substance pesée à la cuillère sur une feuille de papier blanc ; donnez-lui la forme d'un cube et partagez-la avec une lame de couteau, en un certain nombre de petits cubes dont le poids vous sera connu ; vous obtiendrez ainsi des doses approximatives mais suffisantes.

Nombre de gouttes nécessaires pour peser un gramme.

Chloroforme . . . . = 56 gouttes.
Perchlorure de fer . . . . = 20   »
Laudanum (Sydenham)... = 33   »
Ether sulfurique . . . . = 90   »

Incompatibilité.

Il ne faut jamais associer des substances qui, par une réaction mutuelle, peuvent donner naissance à des composés nouveaux.

Exemple : le calomel et le sel de cuisine donnent du bichlorure de mercure, sublimé corrosif. Le tannin et un sel de fer donnent de l'encre. Il ne faut pas associer non plus les médicaments ayant une action différente sur l'organisme.

Par exemple, un purgatif et du laudanum.

Arsenic.

Liqueur de Boudin (Acide arsénieux. . . .   1 gramme.
dose 1 à 20 gr.   (Eau 1000   »

Liqueur de Fowler (Acide arsénieux . . . .   1 gramme.
                   (Carbonate de potasse   1   »
                   (Eau distillée   95   »
                   (Alcoolat de mélisse. .   3   »

Cette liqueur renferme un centième de son poids d'acide arsénieux ; elle est donc beaucoup plus active que la précédente. Dose II à XV gouttes, en augmentant d'une goutte tous les 3 jours. Arrivé à XV, diminuez d'une goutte tous les 3 jours.

Contre-poison de l'arsenic : Dans un litre d'eau jetez une cuillerée à bouche de bicarbonate de soude, ajoutez deux cuillerées à café de perchlorure de fer (solution officinale). Faites boire le tout le plus rapidement possible et administrez aussitôt après : poudre d'ipéca 1 gr. 50, eau tiède.

Choroforme.

Eau chloroformée (Antiseptique).

Versez dans un litre d'eau bouillie et filtrée, une cuillerée à soupe de chloroforme, bouchez bien la bouteille et laissez reposer à l'ombre pendant 12 heures.

Dose : 150 à 250 grammes par cuillerée à bouche dans du lait ou de l'eau sucrée.

Potion chloroformée.

Potion { Chloroforme................... 6 grammes.
Gomme arabique pulvérisée ... 8 »
Eau sucrée.................. 250 »

par cuillerée à bouche.

Si vous n'avez pas de gomme arabique remplacez-la par 1 ou 2 jaunes d'œuf.

Tenir bien bouchée et agiter fortement avant de s'en servir.

Hydrate de chloral.

Incompatibles : Alcalis et carbonate alcalins.

Potion calmante { Hydrate de chloral... 2 grammes.
Jaune d'œuf......... 1
Eau sucrée........... 250 »

Lavement calmant froid { Hydrate de chloral. 2 grammes.
Jaune d'œuf....... 1
Eau bouillie....... 200 »

Chlorure de sodium (Sel marin).

Incompatibles : Acides minéraux, calomel, acétate de plomb, azotate d'argent, protosels de mercure.

Posologie : A l'intérieur, 20 à 3o grammes pour 1 litre d'eau bouillie, en lavements contre les vers intestinaux.

10 à 3o grammes fébrifuge.

20 à 6o grammes dans de l'eau et en potion (purgatif léger).

Lavement salé { Sel de cuisine... 15 grammes.
{ Eau............ 1 litre.

à renouveler fréquemment contre l'ictère.

Lotion { Sel de cuisine... 10 grammes.
{ Eau bouillie..... 1 litre.

pour le lavage des plaies étendues.

Sulfate de quinine (Basique).

Incompatible : Chloroforme à haute dose.

Posologie : 0 gr. 5o à 1 gr. 5o insoluble dans l'eau distillée.

Potion { Sulfate de quinine.. 1 gramme.
{ Limonade citrique.. 200 »

L'eau vinaigrée dissout également le sulfate basique.

Pilules.

Prenez : Sulfate de quinine 20 grammes, gomme arabique pulvérisée une grande cuillerée à soupe.

Mouillez votre gomme avec un peu d'eau boriquée et incorporez peu à peu la quinine en malaxant bien cette pâte.

Faites ensuite des boulettes de la grosseur d'un gros pois vert, laissez-les sécher à l'ombre, puis enfermez-les dans un flacon sec et bien bouché. Vous aurez des pilules contenant à peu de choses près 20 centigrammes de quinine faciles à avaler et se dissolvant bien dans l'estomac.

Injection de quinine.

Injection { Sulfate de quinine......... 1 gramme.
{ Eau distillée de laurier cerise. 10 »

Faire fondre en vous servant d'un morceau d'acide tartrique comme agitateur.

Filtrer et garder le liquide dans un flacon bouché à l'émeri qu'on aura stérilisé. Si le liquide présentait au bout de quelques jours des flocons en suspension, faites une autre solution.

Lavement de quinine.

Lavement {
Sulfate de quinine . 1 gr. 5o.
Jaune d'œuf....... 1
Laudanum........ V gouttes.
Eau .... 15o grammes.

Battez la quinine avec le jaune d'œuf, ajoutez le laudanum, puis l'eau froide par petite portion en agitant le liquide.

Ipéca.

Vomitif, tonique, expectorant, antidysenterique.

Incompatibles. Substances tannantes, infusés astringents, sels de plomb, de mercure, acides végétaux.

Vomitif : 1 gr. 5o de poudre dans de l'eau, ingérer ensuite une grande quantité d'eau tiède.

Potion contre la Dysenterie.

Poudre d'ipéca 7 grammes, faire bouillir dans 3oo grammes d'eau, filtrez sur un linge et ajoutez laudanum XXX gouttes, à prendre par cuillerée à café toutes les demi-heures.

Ether.

A l'intérieur en potion X à XL gouttes.

Lavement de vapeurs d'éther.

Versez dans un tube ou dans une petite bouteille 2 grammes d'éther.

Coiffez le tube ou le goulot de la bouteille avec le tube de caoutchouc portant la canule.

Introduisez la canule dans l'anus du malade et plongez la bouteille dans un vase rempli d'eau chaude.

Bon remède contre les coliques sèches.

Quinquina.

Incompatible : Sels de fer.

N'employez que l'extrait sous forme de potion étendue.

Potion tonique :
- Extrait de quinquina jaune. 2 grammes.
- Vin .... 250 »

Fébrifuge préventif, à prendre en 2 fois avant les repas.

Potion contre la fièvre :
- Extrait de quinquina..... 4 grammes.
- Liqueur de Boudin .... 20 »
- Vin .... 250 »

N'abusez pas des préparations de quinquina, qui causent souvent de la gastralgie et des échauffements intestinaux. Si vous êtes tenu de continuer l'usage de ce médicament, augmentez la quantité de vin et usez de lavements boriqués.

Café.

Macération de café vert.

Prenez 100 grammes de café non grillé, lavez les grains à l'eau froide, puis versez dessus 250 grammes d'eau bouillante, laissez macérer 12 heures, décantez, sucrez à discrétion et buvez froid. (Contre les coliques hépatiques).

Lavement de café noir, infusions faites à raison d'une cuillerée de café moulu par verre d'eau.

Citrate de Caféine.

Injection hypodermique :
- Citrate de caféine...... 2 gr. 50.
- Benzoate de soude ..... 3 grammes.
- Eau distillée........... 10 »

Chaque centimètre cube renferme 0 gr. 25 de caféine.

Posologie : 0 gr. 25 à 2 grammes par jour.

Fer.

Incompatible : Tanin, écorce de chêne, cannelle, quinquina, alcalis et carbonates alcalins.

Eau rouillée : Versez 1 litre d'eau bouillante sur une poignée de vieux clous. Boire après 24 heures, 2 à 3 verres dans la journée. L'eau se charge plus vite quand on y ajoute une ou deux gouttes de vinaigre.

Perchlorure de fer : (Solution officinale), à l'intérieur 1 à 4 grammes, à l'extérieur comme hémostatique, 1 à 20 grammes pour 100 grammes d'eau.

Potion contre l'anémie	Perchlorure de fer....	V gouttes
	Eau	150 grammes

Potion contre les hémorragies	Perchlorure de fer....	4 grammes
	Sirop de morphine....	20 »
	Eau..................	120 »

à prendre par cuillerées.

Antypyrine.

Posologie : 1 à 6 grammes par doses fractionnées.

Solution	Antypyrine...............	1 gramme
	Eau....................	100 »

en lotion.

Employée avec succès contre la douleur causée par les brûlures, et pour arrêter les hémorragies légères.

Employée sous forme de lavement, cette solution calme les douleurs anales des dysenteriques, arrête les hémorragies intestinales.

Les personnes qui ne peuvent supporter l'antypyrine à l'intérieur sans inconvénient, peuvent prendre le médicament dans du café noir qui corrige le médicament ; on doit, dans ce cas, diminuer la dose de moitié.

Opium. — Laudanum. — Morphine.

Sédatif hypnotique.

Posologie : Laudanum de Sydenham : V à XL gouttes.

Potion calmante (Laudanum......... XX gouttes
contre les coliques (Eau sucrée......... 120 grammes

Gargarisme laudanisé) Laudanum........ XX gouttes
contre les
maux de dents, de gorge (Eau boriquée à $\frac{25}{1000}$ 1 litre

Employez la formule comme lavement calmant en réduisant à 250 grammes la quantité d'eau.

Morphine.

Posologie : 0 gr. 01 à 0 gr. 05 centigrammes.

Solution (Chlorhydrate de morphine   1 gramme
pour injection) Eau de laurier cerise.....   4   »
hypodermique (Eau distillée 45   »

1 centigramme par 1/2 centimètre cube.

Potion calmante) 1/2 centimètre cube de cette solution.
pour obtenir (Eau sucrée : 120 grammes.
le sommeil)

La seringue de Pravatz contenant 1 centimètre cube, peut servir à doser le médicament.

Faites le moins possible usage du laudanum et de la morphine, car on s'y habitue très vite.

Ces médicaments présentent en outre l'inconvénient de diminuer les secrétions.

Chaux.

Eau de chaux.

Faites un lait de chaux dans une bouteille, bouchez bien, laissez reposer et employez l'eau quand elle est limpide. — Lorsque sur l'eau surnage une croûte légère de carbonate de chaux, il faut renouveler le médicament.

Liniment-oléo-calcaire.

Mettez dans une bouteille partie égale d'eau de chaux et d'huile d'olives ou d'arachides, agitez fortement pour opérer le mélange.

Polysulfure de calcium.

Faites bouillir au bain-marie une cuillerée à soupe de chaux vive et deux cuillerées de fleur de soufre. — Enfermez dans une bouteille bien bouchée le liquide orangé qui surnage.

Posologie : trois litres pour un grand bain contre la gale, ou en frictions.

Ergotine.

Hémostatique.

Injection hypodermique
{
Ergotine.. 2 grammes.
Eau...... 15 »
Glycérine. 15 »
}

Potion
{
Ergotine...... 2 grammes.
Eau sucrée... 150 »
}

Potion Rivière.

Faites fondre dans une bouteille contenant 150 grammes d'eau, 4 grammes de bicarbonate de soude (bouteille n° 1).

Puis dans une autre bouteille contenant 150 grammes d'eau, 2 grammes d'acide tartrique (bouteille n° 2).

Faites avaler successivement au malade une cuillerée à café de chacune des bouteilles, pour faire le mélange dans l'estomac. Contre les vomissements.

Bichlorure de mercure (Sublimé corrosif).

Solutions antiseptiques
{
Bichlorure de mercure (Sublimé corrosif)... 1 gramme.
Alcool ou acide tartrique ou sel marin........ pour dissoudre
Eau .... 1000 grammes.
}

Solution la plus employée, désignée sous le nom de Liqueur Van Swieten.

Employez de préférence pour faire cette solution les comprimés de sublimé.

Contre-poison. — 2 blancs d'œuf dans 2 verres d'eau. Faire boire puis administrer 1 gr. 50 d'ipéca.

Acide phénique.

Solution faible
- Acide phénique....... 25 grammes.
- Alcool................ 25 »
- Eau.................. 950 »

Employée pour les pansements.

Solution forte
- Acide phénique... 50 grammes.
- Alcool .... 50 »
- Eau............. 900 »

Employée pour désinfecter les instruments.

Acide borique.

Eau boriquée
- Acide borique... 25 à 40 grammes.
- Eau bouillie .... 1000 »

Faites fondre l'acide borique dans l'eau bouillante. — Cette solution est employée pour les maladies des yeux, des oreilles ; en gargarismes, lavements, etc.

Solutions désinfectantes.

Sulfate de cuivre..... 50 grammes.
Eau................ 1000 »

Employée pour désinfecter les déjections, les vomissements, etc.

DÉSINFECTIONS

En cas d'épidémie, de choléra, fièvre jaune, fièvre typhoïde, etc.

Pour procéder à la désinfection d'un lieu contaminé, on doit commencer par désinfecter tous les objets qui meublent ce lieu : meubles, linge, etc. Cette opération se fera sous une hutte à laquelle on mettra plus tard le feu, et dont flambera également le sol.

Désinfection du linge. — Faites-le bouillir longtemps dans une forte lessive, puis rebouillir dans une solution de bichlorure à 1 pour 1000, et ensuite laver à l'eau et au savon.

Effets de literie. — Les toiles et les crins seront traités comme le linge ; mais le contenu des paillasses etc. sera brulé ; pour éviter de soulever des poussières en faisant cette opération, il est bon de légèrement mouiller ces objets avec la solution de bichlorure à 1 pour 1000.

Lits. — Les lits en fer seront flambés au moyen d'une lampe à alcool ou d'une lampe éolipyle, puis repeints.

Parquets. — Les parquets seront frottés avec du sable chaud mouillé avec la solution de bichlorure, puis lavés avec cette solution. Le sable ayant servi à l'opération sera jeté sur un brasier.

Boiseries. Meubles. — Ils seront d'abord lavés à l'eau chaude et à la potasse puis passés à la solution de bichlorure et repeints.

Murs. — Les murs seront passés à un lait de chlorure de chaux.

Les vases et objets ayant servi au malade seront passés à l'eau bouillante puis à la solution de bichlorure.

Les armes à feu, montres, bijoux, peuvent être désinfectés en les plongeant pendant une heure dans un bain d'huile bouillante.

Quand le local a été désinfecté, on peut y replacer les meubles antérieurement désinfectés.

Les personnes qui prennent part à ces opérations, doivent aussi prendre pour elles mêmes des précautions que nous avons déjà indiquées plus haut, vêtements spéciaux, lavages fréquents des mains, etc.

Comme dans ces grands remue-ménage on soulève toujours un peu de poussière, il est bon de causer le moins possible, de se laver fréquemment la bouche avec la solution boriquée et même de se placer un peu de coton dans les narines pour tamiser l'air respiré ; on changera fréquemment et on brûlera ces tampons de coton.

Les escaliers et les passages dont on aura usé seront également désinfectés. Ces mesures doivent être strictement observées.

INSTRUCTION

POUR LA

Recherche de l'Albumine dans les urines

Prenez un tube à essais dans lequel vous verserez environ 20 grammes d'urine.

Chauffez ce tube doucement au moyen d'une lampe à alcool et avant que l'ébullition ne se fasse, laissez tomber dans le tube quelques gouttes d'acide acétique, vous verrez alors se former un précipité blanc, analogue à du blanc d'œuf coagulé.

A défaut de tube, servez vous d'une cuillère et de vinaigre de cuisine.

Pour que vos essais aient de la valeur, opérez toujours sur une même quantité d'urine que vous aurez prélevé sur la totalité des urines émises dans les 24 heures.

Dans la fièvre bilieuse hémoglobinurique vous ferez cette opération plusieurs fois par jour pour vous rendre compte de la qualité des urines après chaque miction, point important à consulter pour diriger la médication.

INSTRUCTION

SUR LE

Mode d'emploi du Thermomètre clinique

Pour recueillir la température, on se sert généralement de thermomètre à maxima dont l'échelle n'est pas très étendue (de 32° à 43° centigrades).

On place le thermomètre dans le creux de l'aisselle, où l'on obtient non pas la température superficielle de la peau, mais la température moyenne du corps.

La peau doit être soigneusement essuyée avant l'application du thermomètre, et celui-ci doit être placé de telle façon que le réservoir occupe la partie la plus profonde du creux axillaire ; l'avant-bras du malade est ensuite ramené et maintenu sur la poitrine (Spehl.).

Le thermomètre est laissé en place dix minutes au moins.

Il est nécessaire de prendre la température des malades au moins deux fois par jour : vers 8 heures du matin et vers 5 heures du soir. Pendant les accès de fièvres paludéennes, vous prendrez plusieurs fois la température du sujet.

Prenez note de vos observations et pointez-les sur un tableau à température. Il sera bon d'emporter quelques courbes schématiques de comparaison (on trouvera ces courbes dans le *Traité des Maladies des Pays chauds*, du Docteur Corre. Octave Doin, éditeur, Paris).

COMPOSITION

CANTINE MÉDICALE DE VOYAGE

Médicaments.

Sulfate de quinine.
Sulfate de soude.
Sulfate de magnésie.
Citrate de magnésie.
Citrate de caféine.
Acide tartrique.
Benzoate de soude.
Calomel.
Rhubarbe.
Bichlorure de mercure (comprimés de 1 gr.).
Follicules de séné.
Poudre d'ipeca.
Iodoforme.
Ergotine.
Antipyrine.
Laudanum de Sydenham.
Morphine (chlorhydrate de) ampoules de 5 centigr.

Chloroforme.
Hydrate de chloral.
Acide borique.
Acide phénique.
Acide salicylique.
Acide arsénieux (ampoules de 1 gr.).
Perchlorure de fer.
Carbonate de potasse.
Ether.
Extrait de quinquina jaune
Fleur de soufre.
Teinture d'iode.
Iodure de potassium.
Salicylate de bismuth.
Savon mercuriel.
Eau distillée de laurier cerise.

Instruments et Objets de pansements.

Seringues de Pravatz.

(N. B. — Les aiguilles en acier doivent être conservées dans une solution concentrée de borax ; dans ces conditions elles ne s'oxydent pas ; le sel cristallisé à l'intérieur de l'aiguille se dissout quand elle est soumise à l'ébullition pour l'aseptiser.)

Thermomètres cliniques.

Ciseaux droits.

Pinces à pansement.

Pince à disséquer.

Sonde cannelée.

Spatule.

Lancettes (grain d'orge).

Bistouris droit.

Tubes (de drains aseptisés).

Bandes en caoutchouc (pour hémorragie).

Bandes de gaze boriquée (en paquets de 6).

Bandes de gaze bichlorurée (en paquets de 6).

Bandes de gaze iodoformée (en paquets de 6).

Coton hydrophile (par paquets de 5o gr.)

Coton en rame (par paquets de 5o gr.)

Gaze boriquée (p ar paquets de 5 mètres).

Gaze bichlorurée (par paquets de 5 mètres).

Douche Esmarch, avec une provision de tubes.

Stérilisateur en tôle émaillée (poissonnière).

Plats et assiettes en fer émaillés pour les pansements.

Lampes à alcool.

Papier à filtres.

Tubes à essais.

Filtre à charbon ou tout autre modèle.

TABLE DES MATIÈRES

Pages

Introduction 3

PREMIÈRE PARTIE

HYGIÈNE GÉNÉRALE

Du colon 5
Hygiène à bord.................................. 6
Du débarquement 7
De l'habitation. — Généralités.................. 8
Cabinets d'aisances............................. 9
Cuisines.. 10
Magasins 10
Ecuries, poulaillers, etc........................ 11
De l'habitation proprement dite................. 11
Peinture.. 13
De l'ameublement, du confortable............... 14
Du vêtement 15
Des aliments.................................... 16
De la sieste..................................... 18
Hygiène du corps. — Toilette.................... 18
Des rapports sexuels............................ 19
Hygiène du travail.............................. 20
De la vie chez soi............................... 21
Des relations................................... 22
Hygiène de la femme............................ 23
Hygiène de l'enfant nouveau-né................. 24
Hygiène du vieillard............................ 26

	Pages
Hygiène des saisons	26
Hygiène de l'explorateur	27
De la marche	28
Du gîte d'étape	29
Du voyage en pirogue	30
De l'acclimatement	31
Du temps de séjour	32
Conduite à tenir près d'un malade	33
Précautions à prendre en cas de maladies contagieuses	36

DEUXIÈME PARTIE

NOTIONS DE THÉRAPEUTIQUE ET DE PATHOLOGIE GENÉRALE

Maladies internes	39
Du paludisme	42
Du sulfate de quinine	44
Comment doit-on faire une injection de quinine	45
De la quinine préventive	46
Maladies spéciales. — Maux de tête	52
Angine	52
Anémie	53
Syncope	54
Fièvre. — Accès simple. — Pernicieux	55
Insolation. — Coup de chaleur	58
Embarras gastrique fébrile	60
Fièvres typhiques	60
Etat typhique	60
Fièvre typhoïde	61
Fièvres typho-malarienne	64
Fièvres bâtardes à forme typhoïde	65
Fièvre bilieuse hémoglobinurique	66
Fièvre jaune	69
Ictère. — Jaunisse	72

Pages

Congestion du foie. — Hépatite. — Abcès du foie... 72
Congestion de la rate. — Splénite.............. 74
Diarrhée.. 75
Coliques....................................... 75
Coliques hépatiques........................... 75
Dysenterie..................................... 76
Empoisonnement par les conserves............. 78
Vers intestinaux. — Tænia, ascaride.......... 78
Rhumatisme. — Courbature.................... 80
Dengue.. 80
Dyspepsie. — Maux d'estomac................. 81
Choléra....................................... 81

TROISIÈME PARTIE

NOTIONS GÉNÉRALES DE THÉRAPEUTIQUE ET DE PATHOLOGIE CHIRURGICALES

Maladies externes............................. 83
Plaies par instruments tranchants............ 87
       »   piquants................. 87
       »   contondants.............. 88
Plaies par armes à feu........................ 88
Complications des plaies. — Hémorragie....... 88
Suppuration, atonie........................... 89
Gangrène...................................... 89
Tétanos....................................... 90
Ulcères....................................... 91
Lymphangite................................... 91
Abcès... 92
Phlegmon...................................... 93
Brûlures...................................... 94
Ongles incarnés............................... 95
Cors.. 95
Contusions.................................... 95
Entorses...................................... 96

	Pages
Fractures	96
Piqûres de serpents	99
» de scorpions	100
» de scolopendres	100
» d'abeilles	100
Maladies cutanées. — Bourbouilles	101
Gale	101
Herpès	102
Morpions	102
Poux	103
Cram-Cram. — Poils à gratter	103
Chique	103
Ver de médine	104
Maladies des yeux	105
» des oreilles	105
Maladies vénériennes	105
Chancre mou	105
» induré	106
» mixte	106
Bubon	106
Uréthrite	107
Orchite	108
Syphilis	108
Soins aux noyés. — Foudroyés	110
Maux de dents	111

QUATRIÈME PARTIE

Formulaire	113
Désinfections en cas d'épidémie	123
Instruction pour la recherche de l'albumine dans les urines	125
Instruction sur le mode d'emploi du thermomètre clinique	126
Composition d'une cantine médicale de voyage	127

Havre. — Imprimerie du Journal LE HAVRE (L. MURER), 35, rue Fontenelle.